主动健康与康复丛书

骨折
家庭康复

丛书主编　燕铁斌
主　　编　许建文
副 主 编　苏义基　眭明红　吴　鸣

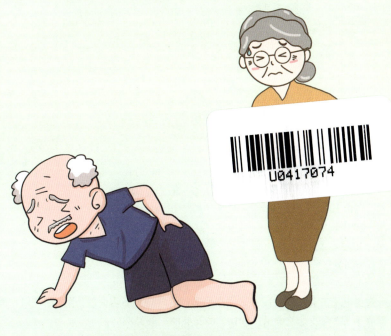

电子工业出版社

Publishing House of Electronics Industry

北京·BEIJING

未经许可，不得以任何方式复制或抄袭本书之部分或全部内容。
版权所有，侵权必究。

图书在版编目（CIP）数据

骨折家庭康复/许建文主编 . —北京：电子工业出版社，2022.2
（主动健康与康复丛书）
ISBN 978-7-121-42765-7

Ⅰ. ①骨… Ⅱ. ①许… Ⅲ. ①骨折－康复 Ⅳ. ① R683.09

中国版本图书馆 CIP 数据核字（2022）第 014805 号

责任编辑：崔宝莹
印　　刷：中国电影出版社印刷厂
装　　订：中国电影出版社印刷厂
出版发行：电子工业出版社
　　　　　北京市海淀区万寿路173信箱　邮编：100036
开　　本：720×1000　1/16　印张：11.5　字数：188千字
版　　次：2022年2月第1版
印　　次：2022年2月第1次印刷
定　　价：86.00元

凡所购买电子工业出版社图书有缺损问题，请向购买书店调换。若书店售缺，请与本社发行部联系，联系及邮购电话：（010）88254888，88258888。
质量投诉请发邮件至zlts@phei.com.cn，盗版侵权举报请发邮件至dbqq@phei.com.cn。
本书咨询联系方式：QQ 250115680。

主动健康与康复丛书

《骨折家庭康复》
编委会名单

主　编　许建文
副主编　苏义基　眭明红　吴　鸣
编　委（以姓氏笔画为序）
　　　　许建文（广西医科大学第一附属医院）
　　　　阮希圣（广西医科大学附属武鸣医院）
　　　　苏义基（广西医科大学第一附属医院）
　　　　吴　鸣（中国科学技术大学附属第一医院）
　　　　陈　伟（赣南医学院第一附属医院）
　　　　林长缨（广东医科大学附属医院）
　　　　桂裕昌（广西医科大学第一附属医院）
　　　　眭明红（华中科技大学协和深圳医院）
　　　　蒋拥军（深圳平乐骨伤科医院）
　　　　穆景颂（中国科学技术大学附属第一医院）
编　者（以姓氏笔画为序）
　　　　于　慧（滨州医学院附属医院）
　　　　王　鑫（滨州医学院附属医院）
　　　　尹利军（河南省洛阳正骨医院）
　　　　冯　兵（中南大学湘雅医学院附属海口医院）
　　　　刘思佳（四川大学华西医院）
　　　　孙小花（清华大学附属北京清华长庚医院）

孙文江（上海市第一人民医院）

李　艳（中南大学湘雅二医院）

李小山（中南大学湘雅医学院附属海口医院）

李克军（深圳平乐骨伤科医院）

张　平（南昌大学附属赣州医院）

陆　卉（中国科学技术大学附属第一医院）

陈建斌（南昌大学附属赣州医院）

邵开超（深圳平乐骨伤科医院）

徐　超（广西医科大学第一附属医院）

徐丽萍（上海市第一人民医院）

徐吟文（广东医科大学附属医院）

郭海波（滨州医学院附属医院）

鹿　亮（中国科学技术大学附属第一医院）

詹淑林（华中科技大学协和深圳医院）

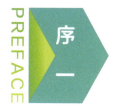

健康是人生最大的财富。

健康最基本的要求是脏器无疾病，身体形态发育良好，体形匀称，人体各系统具有良好的生理功能，有较强的身体活动能力和劳动能力。现在，健康的涵义更为广泛，包括躯体健康、心理健康、社会健康等诸多方面。

国家发布的《"健康中国2030"规划纲要》提到："健康是促进人的全面发展的必然要求，是经济社会发展的基础条件。实现国民健康长寿，是国家富强、民族振兴的重要标志，也是全国各族人民的共同愿望。"由此可见，国家对国民健康的重视程度。没有全民健康，就没有全面小康。目前的"以疾病治疗为中心"的被动医疗模式，难以解决人的健康问题，也不可持续。实现由以疾病治疗为中心向以促进健康为中心的主动健康模式的转变，已经成为当下健康管理的重要任务。

主动健康，就是主动获得持续的健康能力、拥有健康完美的生活品质和良好的社会适应能力。其倡导的是主动发现、科学评估、积极调整、促进健康的理念。主动健康，首先意味着每个家庭、每个国民都要对自己的健康负责；意味着广大医务工作者要以人民健康为中心，开展医学研究，提高临床工作的能力，关注生命全周期、健康全过程；意味着政府及相关部门要把健康融入万策，有效实施健康影响因素评估，为健康中国战略奠定坚实的基础。

在这样的大背景下，"主动健康与康复丛书"应运而生。本套丛书从临床常见病、多发病入手，通过简洁明了的疾病描述，详细生动的指导措施，使读者在轻松阅读间就普及了主动健康与康复的理念；同时，还可以根据书中提供的内容快速掌握适合自己病情的康复和预防方法。

希望本套丛书的出版，能推动主动健康先进理念的推广，为推进健康中国的建设、营建和谐社会做出贡献。

故乐之为序。

美国医学科学院外籍院士

南京医科大学第一附属医院康复医学中心主任

2021年夏

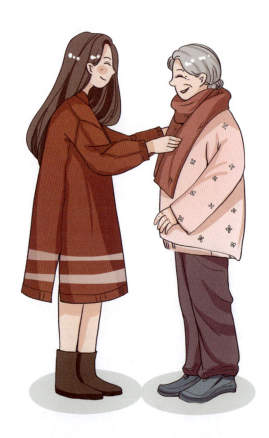

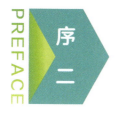

健康是每个人穷尽一生所追求的目标,人活着就是希望自己能健康、快乐地享受生活!

根据《世界卫生组织宪章》中的定义:"人的健康并非是指有没有疾病或不虚弱,而是指个体自身的躯体、精神与社会处于一种完美和谐的状态"。基于此,我们今天关注的健康应该包括生理健康、心理健康和良好的社会适应能力,且构建这种完美和谐的状态应该是个体可以主动参与的一个充满变化的过程。"主动健康"是在国家提出《"健康中国2030"规划纲要》后医学界频频出现的一个充满正能量的词汇。对普通大众来说,"主动健康"就是主动获得持续健康、拥有健康完美的生活和良好的社会适应能力。

"主动健康"是针对"被动健康"或"被动医学"而言的。"被动医学"或被称为"对抗医学",它忽视了人体的自我修复和主动参与的能力,它是以个体的病灶为攻击目标,倾向于通过药物或者手术对抗、压制、切割和消除这些现象,过于追求疾病的缓解或者各项生理指标的正常,而忽略了个体作为一个整体的功能价值。因此,"主动健康"不仅适合健康人群,同样也适合患有各种疾病的人群。从生命走过的时间长轴来看,如果说以预防和治疗疾病为主的现代医学是推动生命向"右"发展,那么以自我管理和积极参与为中心的"主动健康"则是推动生命向"左"发展的一个全新的医学模式。

我的健康我做主!我的健康我管理!

为了顺应国际医疗保健趋势,将主动健康和健康管理的基本知识和方法传授给公众，在电子工业出版社的积极策划下，我们组织了国内一批从事健康管理和临床康复的专家，编写了这套"主动健康与康复丛书"。本套丛书的编写宗旨一是普及主动健康与康复理念，让患者及其家属能比较容易地找到适合自己病情的康复方法；二是介绍一些常用的可以在社区及家庭开展的适宜康复技术，方便患者及其家属在社区和家庭开展自我康复，实现主动参与健康管理的目标。

"健康管理"或称"管理健康"（Managed Care）这个概念，是20世纪50年代末在美国被提出的。在中国，"健康管理"是以现代健康的概念（生理、心理和社会适应能力）和全新的医学模式（生理-心理-社会）以及祖国医学（中医）治未病的理念为指导，以现代医学和现代管理学的理论、技术、方法为干预手段，对健康状况及其影响因素全面评估、有效干预，其目的是用最小的投入获取最大的健康效益。因此，"主动健康"的核心就是"健康管理"。

"十三五规划"之后，国家提出了建设"大健康"的构想，大力推动人民群众健康从被动医疗转向主动健康管理。随着国内经济的发展、全民医疗的实现，以及慢性病、老年人口的增加，康复对象不断增多，康复市场不断拓展。党和各级政府对康复的重视，进一步推动了国内康复的全面提速发展。此外，分级诊疗模式下的医院-社区-居家康复一体化的出现，使得康复理念已经开始从医院延伸到社区、家庭。患者及其家属越来越不满足于传统的院内康复，渴望能了解康复、参与康复。因此，"主动健康与康复丛书"的出版顺应了社会的发展和需求。

"主动健康与康复丛书"的顶层设计采取开放式的编写模式，即根据普通大众和患者及其家属的需求以及市场反馈不断增加新的分册。每一分册针对某一种（类）疾病的家庭康复，希望每一分册都能成为一个独立的家庭康复医生。书的内容力求文字简洁，通俗易懂，贴近大众。为了方便家庭使用，每一分册还充分利用了多媒体资源，尽可能配了一些简单易学的插图和小视频。

承蒙参与本套丛书的各位专家和出版社的信任,让我担任"主动健康与康复丛书"的总主编,定当不负韶华,只争朝夕;也感谢南京医科大学第一附属医院康复医学中心主任、美国医学科学院外籍院士励建安教授欣然为本书做序,为本套丛书锦上添花!

中国康复医学会副会长
广东省康复医学会名誉会长
中山大学康复治疗学系副主任

2021年夏于广州

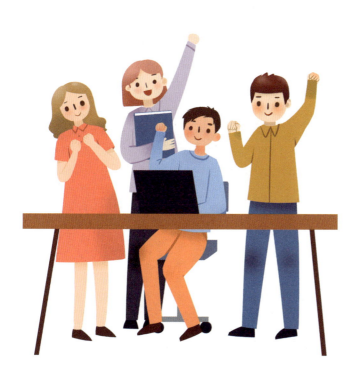

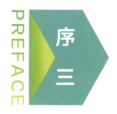

PREFACE 序三

随着社会经济的快速发展，社会老龄化、私家车快速普及和交通事故的频发，骨质疏松症与创伤性骨折的发病率日益增高。骨折后的运动功能障碍、感觉功能障碍、日常生活活动受限、社会参与受限及高医疗消耗等，也会给家庭和社会带来沉重的负担，已经成为一个严峻的社会问题。

骨折的治疗主要包括手术治疗和保守治疗。不论哪种治疗方式，康复均不可或缺，且大多针对骨折的康复是一场"持久战"。社区、居家康复模式既可满足骨折高危人群疾病管理、预防的需要，又有利于缓解骨折患者长期的康复需求。因此，国内基层康复从业者、骨折患者、骨折高危人群及其家人、乃至大众一直期盼更多地了解骨折家庭康复的相关知识，以便提高骨折患者的康复效果与生活质量。

广西医科大学第一附属医院康复医学科团队根据他们多年从事骨折临床医疗、康复、教学及科研等工作的经验，通过查阅大量相关资料，并征集国内部分专家的宝贵经验，编写了这本《骨折家庭康复》。本书涵盖骨折的识别与治疗、骨折高危因素、骨折常见并发症的相关知识、骨折围手术期治疗与康复等内容，重点介绍骨折的家庭康复、骨折后家庭护理的操作方

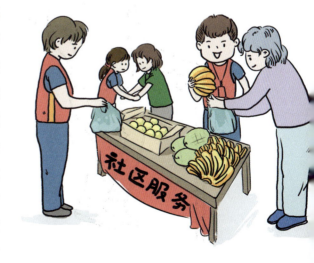

法和注意事项。本书图文并茂，通俗易懂，为各级医疗机构较低年资的医疗工作者、社区等基层卫生服务工作人员、广大骨折患者乃至大众提供了切实可用的家庭康复知识。总之，《骨折家庭康复》是一本难得的、实用的骨折康复科普指导手册，故欣然为之作序。

中华医学会物理医学与康复学分会主任委员

2021年11月于四川大学华西医院

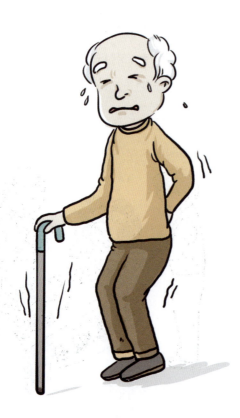

前言 FOREWORD

近年来，骨折的发生率逐年攀升，老年人更是骨折的高发人群。骨折发生后，长期卧床、丧失活动能力等，不仅影响患者的健康状况和生活质量，也给家庭甚至社会带来了沉重的负担。

目前国内外骨折临床诊治和相关外科技术发展迅猛，而与之相对应的骨折康复，在不少地区甚至部分发达地区的大型医院，尚处于较低水平，与世界发达国家水平及人民群众的需求相差甚远，严重影响了骨折患者的功能恢复及生活质量。

康复是成功的骨科围手术期管理中不可或缺的组成部分，康复能够减少骨折患者并发症的发生率，促进其功能恢复及生活质量的提高。世界卫生组织于2017年在日内瓦召开了"康复2030：呼吁采取行动"的国际会议，会议指出发展康复服务是全面发展健康保健服务、实现全民健康覆盖的根本；并提出要扩大并加强康复和适应性训练服务，确保在持续照护过程中纳入社区保健系统。我国同样在《"健康中国2030"规划纲要》中提出完善医疗卫生服务体系，健全预防–治疗–康复–长期护理服务链，推动医疗卫生服务延伸至社区、家庭。世界卫生组织及我国政府均强调推进社区康复照护建设，提高居民健康水平。通过加强康复科普教育，推广康复适宜技术可促进此项工作。

本书重点介绍了四肢骨折、脊柱骨折等常见骨折及其围手术期、家庭康复、护理等适宜技术，强调通过有效的锻炼方式、物理治疗、护理等康复干预手段，减少骨折患者并发症的发生，以及促进功能恢复。本书还系统地介绍了骨折与手术后并发症的危险因素、预防干预以及发生后的处理和家庭康复手段，旨在提高大众对骨折相关并发症的预防、干预策略和认知方法，降低骨折患者并发症的发生率，提高患者的生活质量，从而减轻家庭和社会负担。

编写本书的另一个目的是为参与骨折及其围手术期康复的医者提供较全面的康复知识，主要读者对象包括康复医师、物理治疗师、作业治疗师、护理人员、规培医师、实习医师等。同时，本书试图运用通俗易懂的语言，系统、科学地介绍骨折的基本知识，骨折后常见并发症的防治以及不同部位骨折的家庭康复方法与技术，以期推进骨折家庭康复的科普教育，推广康复适宜技术，提升骨折患者、骨折高危人群以及低年资医师、治疗师、社区卫生从业工作者和患者家属的骨折家庭康复管理意识与能力。

本书在编写过程中，得到了各位编写人员的大力支持，在此向所有参与本书构思和创作的同道致谢！特别感谢励建安院士、四川大学华西医院何成奇教授对本书的高度评价并欣然作序。衷心感谢丛书主编燕铁斌教授、电子工业出版社编辑在本书的审阅、编写、编辑等方面所付出的辛勤劳动。由于时间较紧，书中难免有不足之处，敬请广大读者批评指正。

中国康复医学会科学普及工作委员会副主任委员
广西医科大学康复医学系主任
许建文
2021年11月于南宁

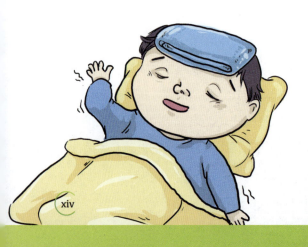

目录 CONTENTS

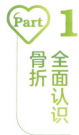

Part 1 骨折全面认识

1. 骨折的来龙去脉 / 002
什么是骨折 / 002
导致骨折的常见原因有哪些 / 006
骨折对身体有什么影响 / 007

2. 骨折的判断 / 011
在日常生活中怎么判断骨折 / 011
X线、计算机断层扫描和磁共振成像到底该选哪一个 / 012
骨折后应该间隔多久复查一次 / 014
怀孕的骨折患者可以到放射科做检查吗 / 015
体内有金属异物或支架等的骨折患者可以做MRI检查吗 / 016

3. 骨折的治疗 / 017
骨折到底要不要手术 / 017
骨折内固定器材要取出来吗 / 018
中医治疗骨折效果好吗 / 020

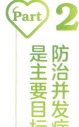

Part 2 防治并发症是主要目标

1. 并发症：骨折家庭康复的常见敌人 / 026
什么是骨折并发症 / 026
骨折患者出现心理障碍怎么办 / 026
家庭康复治疗能减少并发症、后遗症吗 / 028

2. 肿胀、疼痛：它们总是最先到的 / 030

骨折后局部肿痛怎么办 / 030

如何避免股骨头坏死 / 038

3. 肌肉萎缩、关节僵硬、神经损伤：我们可以这样做 / 042

骨折后预防关节僵硬的家庭康复措施有哪些 / 042

骨折合并神经损伤怎么办 / 043

4. 深静脉血栓形成：潜伏的杀手 / 045

什么是深静脉血栓 / 045

家庭康复如何早期识别和预防深静脉血栓 / 045

骨折后并发深静脉血栓如何进行家庭康复 / 048

骨折后出现胸部疼痛不适和呼吸困难怎么办 / 051

5. 感染：只用抗生素是不够的 / 051

为什么骨折后容易合并感染 / 051

骨折后发现局部感染怎么办 / 052

肺部感染健康指导 / 052

泌尿系感染 / 055

6. 行走和站立：什么时候才能实现 / 058

骨折会影响站立及行走 / 058

下肢骨折怎样做到部分负重 / 058

站立和行走时感觉腿发软、轻飘飘的是怎么回事 / 058

骨折后拍片发现骨质疏松，家庭康复应该怎么做 / 059

站立训练时双腿发紫怎么办 / 060

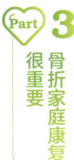

Part 3 很重要 骨折家庭康复

1. 家庭康复：我们的必选项 / 062

骨折患者什么时候可以开始家庭康复 / 062

骨折家庭康复有哪些措施 / 062

骨折家庭康复有哪些注意事项 / 065

2. 床上运动：躺着也能康复 / 065

骨折后静养100天能完全好吗 / 065

骨折患者早期能做哪些床上运动 / 066

骨折患者的肢体如何正确摆放 / 075

骨折后如何正确移动患肢 / 076

骨折多久才能愈合 / 078

如何解决骨折后排便困难和睡眠障碍的问题 / 078

发生压疮应该怎么处理 / 082

3. 支具：帮你插上一双康复的翅膀 / 084

用小夹板固定治疗骨折能起到固定和复位的作用吗 / 084

打石膏对骨折康复有何帮助 / 085

佩戴支具的注意事项 / 085

使用拐杖步行能促进骨折患者康复吗 / 086

弹力袜到底该不该穿 / 088

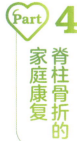

Part 4 脊柱骨折的家庭康复

1. 脊柱骨折的危害及应对 / 090

脊柱骨折患者需要卧床多久 / 090

脊柱骨折患者如何正确使用脊柱保护支具 / 090

脊柱骨折患者怎样正确地翻身和搬运 / 092

2. 脊柱骨折的家庭康复方法 / 095

胸腰椎骨折脱位患者如何家庭康复 / 095

脊柱骨折合并脊髓及神经损伤的患者如何家庭康复 / 096

脊柱骨折患者康复初期还需要注意什么 / 097

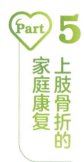
Part 5 上肢骨折的家庭康复

1. 肩关节骨折 / 100

   锁骨骨折后多长时间上肢可以运动 / 100

   肱骨颈骨折后多久可以提重物 / 102

2. 上臂骨折 / 103

   为什么有的肱骨干骨折会导致手腕不能背伸 / 103

   肱骨干骨折后肩吊带要用多久 / 103

3. 肘关节骨折 / 104

   肘关节骨折后关节僵硬该怎么处理 / 104

   肘关节骨折后为什么会发生骨化性肌炎 / 107

4. 前臂骨折 / 109

   前臂双骨折什么时候能旋转手臂 / 109

   前臂骨折家庭康复应该如何训练上肢 / 110

   尺桡骨骨折愈合不好怎么办 / 112

5. 腕关节骨折 / 113

   腕关节骨折多久可以运动 / 113

6. 手部骨折 / 116

   手掌骨骨折手术后局部肿痛怎么办 / 116

   指骨骨折非手术治疗后多久可以开始活动手指 / 117

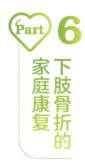

Part 6 下肢骨折的家庭康复

1. 骨盆骨折 / 120
骨盆骨折患者需要卧床多久 / 120
骨盆带有什么作用 / 123

2. 髋部骨折 / 124
股骨颈骨折髋关节置换手术后多久可以起床 / 124
股骨粗隆间骨折需要做髋关节置换术吗 / 125

3. 大腿骨折 / 125
股骨干骨折后足背抬不起来怎么办 / 126
股骨干骨折行骨牵引家庭康复怎么做 / 128

4. 膝关节骨折 / 130
髌骨骨折内固定术后的家庭康复有哪些 / 130
膝关节骨折合并半月板损伤怎样进行家庭康复 / 131
胫骨平台骨折多久可以负重 / 132

5. 小腿骨折 / 132
胫骨骨折不愈合如何进行家庭康复 / 133
腓骨骨折后的家庭康复 / 133

6. 足踝部骨折 / 134
什么是踝关节骨折 / 134
踝关节骨折后肿胀该怎么办 / 134
踝关节骨折后多久可以跑步 / 135

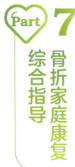

Part 7 综合指导 骨折家庭康复

1. 安全营养要记牢 / 138

日常生活中需要注意的安全问题 / 138

如何改造家居环境才有利于骨折患者康复 / 139

骨折后如何补充营养 / 141

2. 伤口护理需强调 / 145

没有拆线的手术切口如何进行家庭护理 / 145

如何锻炼才能避免伤口裂开 / 145

伤口碰水了会感染吗 / 147

手术后什么时候拆线最合适 / 148

3. 融入社会是目标 / 149

骨折患者家庭康复时总是闷闷不乐该怎么办 / 150

如何战胜"闷闷不乐" / 150

开放性骨折出现瘢痕该怎么办 / 152

如何进行家庭康复才能尽快恢复社交和工作 / 155

参考文献 / 158

Part 1

全面认识骨折

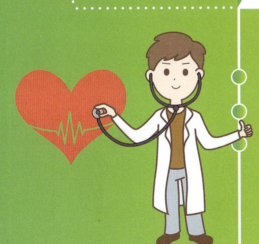

1. 骨折的来龙去脉
2. 骨折的判断
3. 骨折的治疗

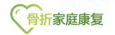

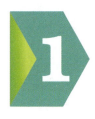 **骨折的来龙去脉**

什么是骨折

刘老汉是一名退休的体育老师，今年78岁，他下雨天出去买菜时不小心摔了一跤，出现左侧大腿疼痛，难以行走，被路人扶回家中休息。但左侧大腿疼痛加重，并出现瘀斑，活动后左侧大腿疼痛更重，难以转动左腿，根本起不了床。到医院看病被诊断为"左侧股骨颈骨折"，刘老汉很纳闷，才轻轻摔了一跤，怎么会骨折呢？这个骨折到底能不能好呢？住院后，刘老汉做了左侧全髋关节置换手术，术后转到康复医学科住院1周后出院回家，到家的时候还是不能独立行走。在康复医学科王教授和物理治疗师小张的指导下，继续家庭康复治疗1个月，刘老汉现在已经能正常上街买菜和逛公园了。

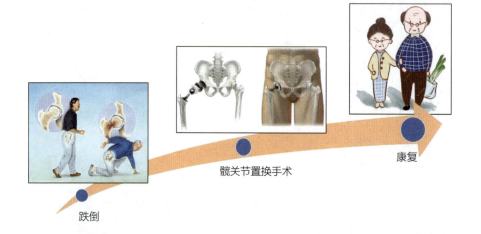

跌倒　　髋关节置换手术　　康复

Part **1** 全面认识骨折

刘老汉不小心摔了一跤就骨折了，那么，到底什么是骨折呢？所谓骨折，是指外力作用所致骨结构的完整性与连续性中断。通俗一点说，就是骨头折断了，不连在一起了。骨折的原因有很多，其中，因为车祸、跌倒或者外力打击所致的骨折，统称为创伤性骨折。

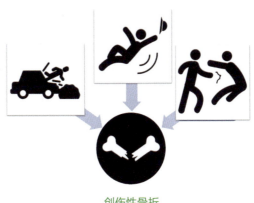

创伤性骨折

在某些情况下，比如得了骨质疏松症、肺癌等疾病，破坏了骨骼的正常结构，引起骨骼的承力性能下降，导致骨骼受轻微的外力作用即发生骨折，称为病理性骨折。

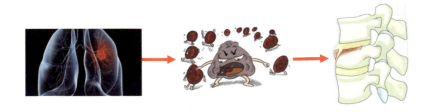

病理性骨折

骨折如何分类呢？目前，骨折的分类方法很多，但是，临床上常用的分类方法有以下3种。

根据骨折是否与外界相通，分为闭合性骨折和开放性骨折两种。

① **闭合性骨折：** 骨折处皮肤或黏膜完整，骨折端与外界不相通。这种类型的骨折，骨折处皮肤完好，或者仅有浅表的皮肤及皮下组织损伤，骨折部位一般看不到外露的骨头。

(2) 开放性骨折： 骨折附近的皮肤或黏膜破损，骨折端与外界相通。这种骨折，通常损伤较严重，局部出血明显，有时可以看见外露的骨组织。

闭合性骨折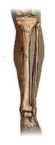

开放性骨折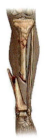

根据骨折的程度及形态分类，分为不完全性骨折和完全性骨折两大类。

不完全性骨折

骨连续性或完整性部分中断，尚有一部分骨组织保持连续，按其形态可分为青枝骨折和裂缝骨折。

(1) 青枝骨折： 多发生于儿童。骨虽断裂，但因儿童骨质韧性好，不易完全断裂，如同青嫩树枝被折，一般弹性好，不易完全折断，因而被形象地称为青枝骨折。

(2) 裂缝骨折： 骨折处出现裂缝，无移位，常见于颅骨等处的骨折。

完全性骨折

骨连续性或完整性全部中断，按照骨折线的方向和形态分类，可分为8种。

(1) 横断骨折： 骨折线与骨干纵轴垂直或接近垂直。

(2) 斜形骨折： 骨折线与骨干纵轴斜形相交，呈一定角度。

(3) 螺旋骨折： 骨折线呈螺旋状。

Part 1 全面认识骨折

(4) **粉碎性骨折**：骨折块碎裂成三块及以上，这种骨折通常受力比较大。

(5) **嵌插骨折**：发生在长骨干骺端皮质骨与骨松质交界处，骨折的两侧断端相互嵌插。

(6) **压缩性骨折**：骨松质因外力压缩而变形，做影像学检查可以发现骨头体积变小。

(7) **凹陷性骨折**：骨折块局部下陷，形成凹陷。

(8) **骨骺分离**：指骨干与骨骺分离了，这类损伤多有明显外伤史，常见于儿童或青少年。

根据骨折的稳定程度分类，可分为稳定骨折和不稳定骨折。

稳定骨折

骨折端连接较牢固，不易移位或复位固定后不易再移位的骨折。

不稳定骨折

骨折端连接不牢固，易移位或复位固定后易发生再移位的骨折。

稳定骨折

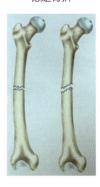

不稳定骨折

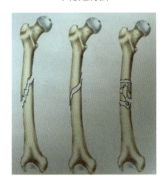

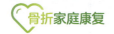

导致骨折的常见原因有哪些

一般来说，骨折通常是外力作用的结果，比如刘老汉不慎跌倒，外力作用于股骨颈，就会导致股骨颈骨折。但是，某些特殊因素破坏骨的结构，也会引起骨折。骨折常见的原因如下。

直接暴力

暴力直接作用于骨骼某一部位从而导致该部位骨折，该部位常伴有不同程度的软组织、神经和血管损伤，表现为疼痛、肿胀、麻木、不能活动等。如车轮撞击大腿，于撞击处发生股骨干骨折。

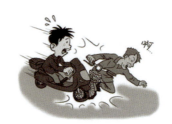
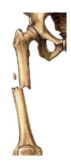

间接暴力

暴力通过传导、杠杆、扭转或肌肉收缩等方式，使较远的受力集中处发生骨折，如从高处跌落臀部着地时，躯干因重力、解剖等关系急剧向前屈曲，胸腰脊柱交界处的椎体因为集中受力而发生压缩性骨折。

积累性劳损

长期、反复、轻微的直接或间接损伤可导致肢体某一特定部位骨折，如远距离行走易导致第2、3跖骨及腓骨下1/3骨干骨折，可表现为小腿疼痛或者足背痛。

疾病

某些恶性肿瘤、代谢性疾病、感染可侵及骨质，导致骨骼结构破坏，承

Part 1 全面认识骨折

力能力下降,在轻微外力作用下就会发生骨折。如多发性骨髓瘤,浆细胞异常增殖,破坏骨质,引起椎体的病理性骨折。

骨折对身体有什么影响

骨折因患者的体质、受力的大小、骨折的部位、受伤的严重程度不同而有不同的临床表现;轻者仅有轻微的疼痛及不适,重者影响生命,甚至当场死亡。值得注意的是,骨折发生后,很多患者不能及时识别骨折症状,早期没有及时就医,导致骨折加重,引起血管、神经损伤,甚至危及生命。所以一旦出现身体状况异常,应及时就医,避免病情加重。

骨折对全身的影响

轻微骨折可无全身症状,严重者可出现以下症状。

休克

休克是一种非常严重的并发症,如果诊断不及时或治疗不恰当,休克最终将发展成器官衰竭导致死亡。

体温异常

骨折处有内出血,血肿吸收时可伴有体温升高,一般称为吸收热,但通常不超过38℃。开放性骨折体温升高时应考虑是否合并感染。

局部症状

骨折的局部表现包括骨折的一般症状和特有体征。

骨折的一般症状

(1) **疼痛和压痛:** 骨折处压痛和叩击痛明显,且疼痛随肢体活动而加剧,固定后可减轻。但是,有些陈旧性骨折没有压痛和叩击痛。

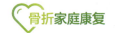

(2) **局部肿胀和瘀斑**：骨折后，局部软组织、肌肉、血管、神经同时受损，继发水肿可导致肢体局部肿胀，在伤后1～2天，皮下瘀斑变为青紫色或黄色。

(3) **功能障碍**：骨折后活动患肢会导致疼痛，难以恢复支撑和运动功能，发生功能障碍。不完全性骨折、嵌插骨折的功能障碍程度较轻，完全性骨折、有明显移位的骨折功能障碍程度较重，甚至功能完全丧失。

骨折的特有体征

骨折后，肢体外形和运动可出现一些比较典型的异常表现，称为"体征"。了解这些体征，有助于我们早期识别骨折。

(1) **畸形**：骨折段移位可使患肢外形发生改变，主要表现为缩短、成角、旋转或者肌肉萎缩。

(2) **骨擦音和骨擦感**：骨折后两骨折端相互摩擦撞击而产生异常的声响和摩擦感。

(3) **异常活动（假关节现象）**：在正常情况下肢体不能活动的部位，骨折后出现不同于正常关节的活动，叫作异常活动，也称为假关节现象。

骨折早期并发症

脂肪栓塞综合征

脂肪栓塞综合征多发生于成人，是由于骨折处髓腔内血肿张力过大，骨髓被破坏，脂肪滴进入破裂的静脉窦内，随着血液扩散，引起肺、脑脂肪栓塞所导致的。主要表现为呼吸困难、口唇发黑、烦躁不安、神志不清等，甚至会导致昏迷和死亡。

Part 1　全面认识骨折

重要的内脏器官损伤
骨折常常会导致身体一些重要器官的损伤，如肝、脾破裂，肺损伤，膀胱和尿道损伤，以及直肠损伤等。

重要的周围组织损伤
如重要血管损伤、周围神经损伤、脊髓损伤等。

晚期并发症

坠积性肺炎
多发生于因骨折长期卧床不起的患者，年老体弱和伴有慢性病的患者更容易发生，有时可危及患者生命。应鼓励骨折患者及早下床活动。

压力性损伤
严重骨折后患者长期卧床不起，身体骨突起处受压，局部血液循环障碍，易形成红斑或皮肤破损，称为压力性损伤，也叫压疮。常见部位有骶尾部、髋部、足跟部。每2个小时翻身1次、使用防压疮床垫可有效减少压疮的产生。

下肢深静脉血栓形成
多见于骨盆骨折或下肢骨折，由于下肢长时间制动，静脉血回流缓慢，加之损伤所致的血液高凝状态，易发生血栓。发生下肢静脉血栓栓塞时，轻者无任何不舒服的表现，或者只有下肢轻度症状；严重者下肢肿胀明显，皮肤发黑，伴明显疼痛。骨折后，应加强锻炼，预防深静脉血栓形成。出现肢体肿胀不适时，不要盲目锻炼，请及时到医院就诊。

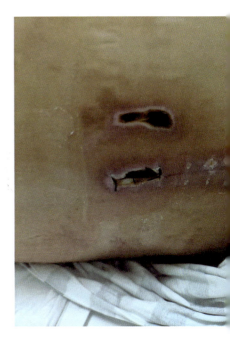

感染
开放性骨折特别是污染较重或伴有较严重的软组织损伤者，若清创不彻底，坏死组织残留或软组织覆盖不佳，可能发生感染。处理不当可导致化脓性骨髓炎，表现为伤口化脓，有恶臭，患者伴有发热。

损伤性骨化

损伤性骨化又称骨化性肌炎。由于关节扭伤、脱位或关节附近骨折，骨膜剥离形成骨膜下血肿，处理不当使血肿扩大、机化并在关节附近软组织内广泛骨化，造成严重的关节活动功能障碍，多见于肘关节。

损伤性关节炎

关节内骨折，关节面遭到破坏，又未能准确复位，骨折愈合后使关节面不平整，长期磨损易引起损伤性关节炎，致使关节活动时出现疼痛、活动不利，外形出现异常。

关节僵硬

患肢长时间固定，静脉和淋巴回流不畅，关节周围组织发生纤维粘连，关节周围肌肉挛缩，致使关节活动障碍。这是骨折和关节损伤最为常见的并发症。及时拆除固定和积极进行功能锻炼是预防和治疗关节僵硬的有效方法。

急性骨萎缩

急性骨萎缩即损伤所致关节附近的病理性骨质疏松，亦称反射性交感神经性骨营养不良。好发于手、足骨折后，典型症状是疼痛和血管舒缩紊乱。

缺血性骨坏死

骨折使某一段骨的血液供应遭到破坏，从而发生该段骨缺血性坏死。常见的有腕舟状骨骨折后近侧骨折段缺血性坏死，可感到腕关节处疼痛。

缺血性肌挛缩

缺血性肌挛缩多为骨筋膜室综合征处理不当的严重后果，是骨折最严重的并发症之一。它可由骨折和软组织损伤

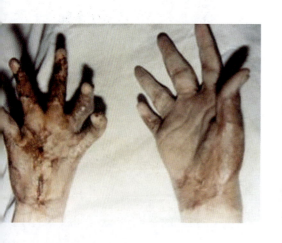

导致，也常因骨折处理不当造成，特别是外固定过紧。临床表现为局部疼痛加重，伴麻木，一旦发生则难以治疗，常导致严重残疾。典型的畸形是爪形手和爪形足。

畸形

儿童的骨骼发育主要靠骨骺软骨不断骨化，儿童骨折有可能损伤骨骺，导致骨骼生长缓慢或畸形。常见的畸形有肘部骨折后出现的肘外翻和肘内翻，这些畸形一般需要手术矫正。

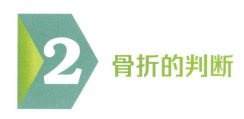

骨折的判断

在日常生活中怎么判断骨折

日常生活中难免磕磕绊绊，万一受了伤我们该如何快速地判断骨折？下面分四个方面介绍。

从受伤肢体的外观来判断

受伤后骨折附近组织液渗出、血管破裂出血，局部很快出现肿胀及皮下青紫、瘀斑。外伤后同时出现肢体肿痛、畸形、功能障碍等表现，骨折的可能性很大。

从受伤肢体发出的声音来判断

骨折发生的瞬间可听到骨质开裂时发出的"咔嚓"的声音。完全骨折时局部可出现类似关节的活动，移动时可产生骨摩擦音。这是骨折特有的征象。外伤后有响声、肢体外观明显畸形，应避免活动，否则可能会加重损伤。

从肢体疼痛的程度来判断

骨折时骨膜撕裂，断端刺激末梢神经会产生剧痛，严重时可并发晕厥甚至休克。如受伤后尚可忍受疼痛，可以用手指轻轻触摸，由远及近寻找最痛点。如果疼痛集中在一个位置，且有明显阶梯感，则基本上可判断为骨折。

从肢体长度的改变来判断

四肢移位性骨折，在排除先天肢体不等长的情况下，将双侧肢体对比，若发现伤肢明显短缩则提示骨折或关节脱位。尤其要注意的是，测量肢体长度时禁止做牵拉、扭转的动作，以免引起二次损伤。

X线、计算机断层扫描和磁共振成像到底该选哪一个

X线、计算机断层扫描（CT）、磁共振成像（MRI）都是拍片检查，是不是越贵检查效果越好呢？当临床医生建议做多种检查的时候，有些人在想医生能不能用一些又好又快的办法帮我检查呢？为什么同一部位要做不同的检查？事实上，三种检查各有其不同的临床意义。

什么是X线检查

X线检查具有简便、经济等优势，在临床中很常用，也是初步排查疾病的有效方法。X线容易穿透软组织，因此多呈黑色。骨组织含钙多，密度大，X线难

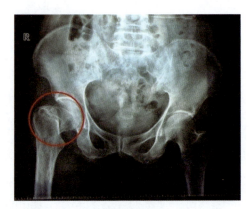

右股骨颈骨折

以穿透，片子上呈白色。X线片是一幅二维重叠图像，如果损伤在关节等重叠部位则无法准确地判断。人体骨骼是三维立体结构，通过X线检查只能大体了解病变部位、性质等。

什么是CT检查

CT检查的原理是X线分层扫描后再经过计算机重建处理。高分辨率CT能够从躯干横断面图像观察脊柱、骨盆及四肢关节较复杂的解剖部位和病变，且不受骨骼重叠及内脏器官遮盖的影响，在骨科疾病的诊断、定位、区分性质范围等方面有较大优势。CT检查可充分弥补X线拍片的不足，经过计算机处理后横断面、矢状面、冠状面可清晰反映三维骨性结构的情况，但对检查软组织肿块及髓腔内病变效果较差。

什么是MRI检查

MRI是把人体组织细胞中的氢原子核在强大磁场作用下所发生的运动轨迹，通过描记以及数据重建技术进行分析后形成影像。MRI没有电离辐射，对人体没有伤害。MRI是目前检查软组织的最佳手段，可以很好地显示中枢神经、肌肉、肌腱、韧带、半月板、软骨等组织，在骨质疏松、肿瘤、感染、创伤，尤其在脊柱、脊髓检查方面用途广泛。如果是轻微损伤引起的隐匿型线性骨折，早期X线拍片很难发现，X线征象往往比临床症状出现得晚，而MRI可早期发现这类骨折。

X线、CT和MRI检查到底该选哪一个

X线、CT、MRI检查的原理及适用范围我们已有所了解。假如到医院就诊，拍片时X线、CT和MRI检查到底该选哪一个？关键在于医生的初步诊断，而影像学检查的目的在于进一步客观证实医生的初步诊断。有时候做完X线检查未发现明显问题，患者的典型症状与X线检查结果不相符，则需要根据临床症状做CT或MRI检查。关节或脊柱骨折通常需要同

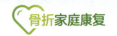

时做CT、MRI检查，这样不但有助于骨折的诊断，而且可明确是否合并韧带、神经、脊髓损伤。

骨折后应该间隔多久复查一次

骨折患者经过治疗，病情稳定后应居家休息，尽量减少外出以避免再次受伤；同时遵医嘱对受伤肢体采取科学保护制动措施，并适当进行功能锻炼。复查时间主要根据骨折部位、骨折固定方式、患者年龄等确定。

成年患者骨折手术后什么时候去医院复查

成年患者骨折手术后第一次拍片复查通常安排在术后第1个月，主要是了解有无骨痂生长、固定是否松动、有没有骨折移位。术后第2个月需要再次复查，这时如果能看到骨折线稍模糊，提示少量骨痂生长。以后定期3个月再复查1次，并根据骨痂变化调整肢体负重程度。随着时间推移，肢体功能慢慢恢复，由原来3个月延长到6个月去复查，如果拍片见骨折线已完全消失，可以考虑取出内固定物。

儿童骨折手术后复查的时间安排

儿童骨质血运丰富、骨膜厚，骨折后骨痂生长速度快、愈合重塑能力强。骨折治疗后应及时复诊。儿童骨折夹板或石膏外固定非手术治疗者，宜每周到医院复查，了解外固定的松紧度以及骨折的对位对线等情况。

如果3周以上没有发生再移位，断端有骨痂连接，一般发生再移位的可能性则比较小。但儿童的依从性相对较差，所以家长要认真看护，否则容易发生骨折错位。如果没能及时复查发现，将会引起骨折畸形愈合。

儿童骨折如果已进行手术处理，获得稳定的固定，一般手术以后应每月常规拍片检查一次。发现骨折已经愈合，应及时取出内固定物，否则会引起儿童骨骼生长发育延迟。

怀孕的骨折患者可以到放射科做检查吗

胎儿对射线的耐受力有多大

美国妇产科医师协会在2017年的相关指南中指出，X线辐射对胎儿的风险，主要由胎龄和射线剂量决定。当受孕第0~2周胚胎的最大辐射剂量为50~100mGy（mGy为射线剂量单位）时，胎儿表现为一种无或全的效应，即胚胎存活无影响或胚胎死亡。第2~8周胎儿辐射剂量超过200mGy

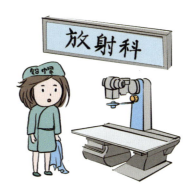

时，可导致先天畸形。第8~15周胎儿辐射剂量超过310mGy时，会引起智力发育障碍。随着胎龄增大，射线量耐受力逐渐增强。

孕妇做拍片检查时有哪些保护措施

孕妇就诊时，需要骨科和放射科医生共同参与制订科学的检查方案，应尽量避免重复检查。在孕妇做检查时仍需采取一些措施以尽可能减少射线暴露。如孕妇身体其他部位因骨折不得不接受射线检查时，应该穿防辐射衣，以保护腹中胎儿。

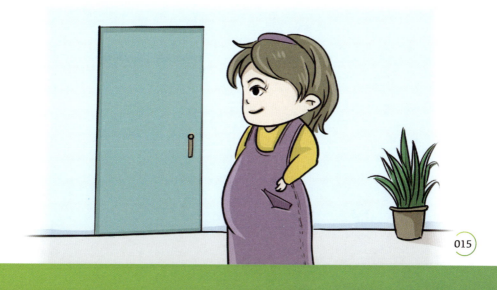

怀孕的骨折患者如果不愿做X线、CT等影像学检查，还有别的办法吗

有。MRI和超声检查完全可以胜任，这些检查是安全的，对胎儿没有电离辐射。

总而言之，怀孕患者因骨折而必须到医院放射科检查也不必惊慌。另外需要强调的是，即使患者受了外伤在医院做了影像学检查后才发现怀孕，也不必过度忧虑，更不应盲目选择流产，而应咨询专科医生并进行综合评估后再决定具体处理办法。因而育龄妇女到医院检查时应尽可能提供详细的月经史，方便医生判断孕周。

体内有金属异物或支架等的骨折患者可以做MRI检查吗

在临床工作中偶尔会遇到这样的情况。MRI检查是临床比较常见的检查，但考虑到患者身体内的金属材料可能会受到磁共振强磁场的作用，因此一直被认为是禁忌的。

在人体内植入金属材料已成为治疗某些疾病的一种重要的手段。这类患者今后进行MRI检查有一定的潜在风险。患者到医院就诊时应如实告知医生。在检查前最好能提供相关的产品说明书或合格证，由医生对检查风险进行有效的评估，做到万无一失的"磁安全"。

Part 1 全面认识骨折

3 骨折的治疗

骨折到底要不要手术

44岁的张某不慎摔伤了小腿，当时伤肢就不能动弹，局部疼痛难忍。他听说有个中医有祖传膏药，这个膏药对治疗骨折很有效，于是买了一帖贴上。几天后，疼痛减轻了，他又继续用了两帖。结果2个月后，他的伤肢仍不能站立，到医院一检查，发现胫腓骨骨折后畸形愈合。听医生说这种情况需要重新整复，而且还必须手术治疗，他后悔不已。

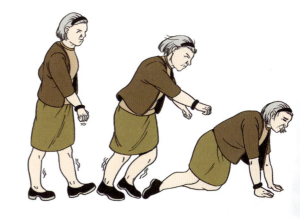

现实中许多人都有这样的疑问，如"骨折了不要紧，敷点膏药，回家慢慢养就行了""骨折了还要手术？是医生的水平不行吧？为什么别人骨折了就不用手术！""医生，我骨折了是不是一定要手术才能长得好啊？"骨折发生后究竟应该如何治疗呢？到底是应该保守治疗还是手术治疗？这些还得要从骨折治疗的目的和原则说起。

骨折治疗的目标与原则

骨折治疗的目标就是让患者能尽量恢复到受伤前的状态，通过积极治疗，骨折部位能顺利愈合，既不影响肢体美观也不影响关节活动。骨折早期

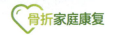

的正确处理极为关键。骨折应遵循的治疗原则是复位、固定、药物治疗及功能锻炼。

骨折为什么要保守治疗

相比手术治疗，保守治疗具有创伤小，不影响美观，不需剥离骨膜、钻孔等操作，无麻醉风险，花费少等优点。临床上常见的大部分无移位或轻度移位的骨折都可以采取保守治疗，最终可以达到满意的效果。

骨折为什么要手术治疗

临床观察及研究表明，也有一些骨折患者通过保守治疗往往恢复不好，容易留下"毛病"，后期给工作和生活带来影响，而通过手术治疗恰恰可以很好地避免这些问题。

骨折手术治疗的好处：
- 有利于骨折复位固定
- 简化治疗、方便护理
- 减少骨折后遗症
- 有助于减少并发症
- 纠正保守治疗不当导致的不良后果

骨折内固定器材要取出来吗

今年78岁的李阿姨在小区活动时不慎滑倒跌伤左髋部，被送到医院后

Part 1　全面认识骨折

诊断为"左股骨粗隆间粉碎性骨折"。医生建议首选治疗方案是手术治疗，于是她住院行骨折闭合复位髓内钉内固定术。术后家人疑惑地问医生："以后这个内固定还需要取出吗？不取行吗？"医生告诉他们，根据李阿姨的年龄和病情，如果她恢复后期不出现因骨科内植物引起的不舒服、感染等情况，内固定物无须取出。因为一般情况下内固定物留在体内对她身体没什么影响。

此钢板非彼钢板

骨科治疗中提到的钢板，实际上它还有另外一个称呼叫"金属接骨板"，它是由医用不锈钢或钛等合金所制成的。经长期生物力学等实验证明，钛合金具有良好的刚度、强度、延展性、抗腐蚀性、生物相容性等，因此被广泛应用于骨科医疗、航空等领域，且一般情况下对人体健康无害，不会产生排斥反应，可以长时间与人体和平共处。目前文献有关钛金属材料过敏等副反应的报道极为罕见，因此它放入人体内还是很安全的。

有些情形可以不用取

想一想在战争岁月，很多革命前辈的身体里残留很多弹片，一辈子都是和平相处的，咱们的钢板可比弹片高级多了。因此一些情况下，医生会建议一些人不需要取钢板，或者取出手术弊大于利，有可能出现其他意外。

(1) 高龄老人、有多种内科疾病的患者，去除钢板需承担一定的手术风险。

(2) 特殊部位，如颈椎、肱骨干、桡骨小头、骨盆等部位的内固定物，去除术暴露困难且易损伤重要的神经血管组织。

(3) 埋藏在骨组织内的小型内植物，如腕舟骨双头加压钉等，去除手术对正常组织损伤较大。

何时去除钢板比较合适

钢板等内固定物的去除时间没有统一的规定，与个体间不同体质、不同部位、不同固定方式等有关。一般情况下钢板不宜去除太早，以免骨折未完全长好而发生再骨折。前臂尺桡骨骨折、股骨干骨折等内固定物不宜过早去除。

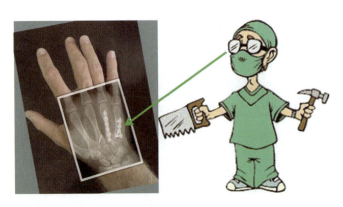

但钢板去除太晚也不太好，钢板被骨痂包裹后去除困难，易出现断钉。曾有一胫腓骨骨折10年后去除钢板的患者，医生经过数小时用尽各种办法只能把钢板去除，但几个螺钉发生断裂难以去除，如果继续把断钉挖出来，会对正常骨骼造成破坏，极易再次造成新的骨折，最终只能放弃。

中医治疗骨折效果好吗

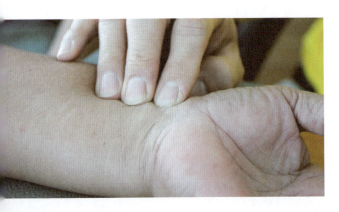

中医骨伤认为骨折愈合过程是一个"瘀去、新生、骨合"的过程，一般采用"早、中、晚"三期辨证施治，分别采用相应的"攻、和、补"三大治法。这就是我们所说的骨折的三期辨证原则。利用辨证论治的原则在骨折愈合的各期服用中药，能加速此过程的进程，从而有效地缩短愈合时间。

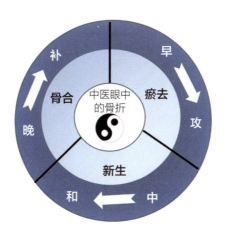

根据骨折愈合过程和临床判断的标准，我的骨头长好了吗

俗话说，"伤筋动骨一百天"，这是因为完成前面提到过的血肿机化、软骨痂形成、硬骨痂形成和骨痂塑形期几个阶段，加起来大概需要三个月的时间。但是并非所有部位的骨折愈合都需要这么长时间。一般来说年龄越小、越靠近心脏的部位、周围肌肉组织越丰富的部位、受伤时骨折周围软组织损伤越小的部位和患者身体条件越好，骨折愈合就越顺利，时间相对短。但如果患者受伤时伴有一些影响骨折愈合的因素如长期营养不良，伴有糖尿病、甲状腺等代谢性疾病，以及骨折部位血运差、骨折固定不稳定、感染、患处不适当的负重、抽烟、不适当饮食等，那就可能出现骨折延迟愈合，甚至不愈合的情况。

骨折愈合不好后怎么办

到正规医院接受治疗

骨折延迟愈合的患者，大部分存在骨折不愈合的可能性，需由有经验的医生细心分析可能存在的问题，采取相应措施，例如针对性地加用外固定或

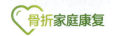

延长外固定时间等，继续观察、随访治疗。

适当功能锻炼

过早或超负荷等不正确的功能锻炼，有可能导致骨折延迟愈合或者不愈合，甚至钢板等内固定物断裂。一定要按照医嘱定期复查，在医生和康复师的指导下进行正确有效的康复功能锻炼。

控制基础疾病

一些骨折患者伴有骨质疏松症、糖尿病、肿瘤等基础疾病。这些基础疾病的存在会影响骨折的正常愈合，增加骨折出现延迟愈合和不愈合的风险。这些患者应加强基础疾病的管理，治疗过程中应及时咨询相关疾病的专科医生，将这些疾病控制在理想水平，促进骨折早日恢复。

均衡饮食

民间流传"吃啥补啥"的说法，结果不少人误以为骨折后当然应该多喝骨头汤。还有很多患者盲目地补充钙质，以为补钙越多越好，其实这些做法都是不科学的。研究发现，增加钙的摄入量并不能加速骨折的愈合。对于长期卧床的骨折患者，过量补钙还有引起血钙增高的潜在危险，过度饮食可增加脂肪肝、营养不均衡等的发生率。

因此，专家建议骨折康复过程中应该食用易消化和高营养的食物。骨折早期，饮食以清淡为主，不宜进食肥腻滋补的食品，如骨头汤、肥鸡等。骨折中后期，骨痂开始形成，饮食宜由清淡转化为适当的高营养补充，可在初期的食谱上适当增加鱼类、蛋类、豆类、牛肉、瘦猪肉等，以补充更多的维生素A、D、钙及蛋白质。

禁止吸烟

研究证明，吸烟是导致骨折延迟愈合或者不愈合的高危因素。因为烟中的一些有害成分可导致血管收缩、管腔狭窄，甚至血管损伤，引起骨折局部供血不足，从而影响骨折正常愈合。

劳逸结合

免疫力是人体自身的防御机制，而增强免疫力是促进骨折早日愈合的必

Part 1 全面认识骨折

要基础。骨折患者往往暂时不能回到以前正常的工作和生活中，但绝不能过度地玩手机、玩电脑或一天到晚看电视，开启所谓的"养病模式"。因为长时间不良的生活习惯，会造成体内疲劳蓄积并向过劳状态转移，血压、血脂升高，免疫、内分泌功能紊乱，极易使身体处于"亚健康状态"，不利于骨折顺利愈合。

应鼓励患者提高睡眠质量，保证每天有6~8小时的睡眠时间，定时就寝，不要熬夜；应该在医生指导下坚持合理功能锻炼；每天保持好心情，力所能及地调整个人的工作及生活状态。

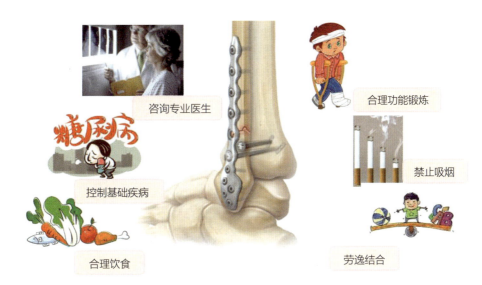

咨询专业医生

合理功能锻炼

控制基础疾病

禁止吸烟

合理饮食

劳逸结合

Part 2

防治并发症是主要目标

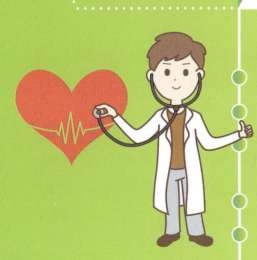

1. 并发症：骨折家庭康复的常见敌人
2. 肿胀、疼痛：它们总是最先到的
3. 肌肉萎缩、关节僵硬、神经损伤：我们可以这样做
4. 深静脉血栓形成：潜伏的杀手
5. 感染：只用抗生素是不够的
6. 行走和站立：什么时候能实现

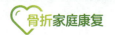

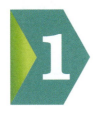 **并发症:骨折家庭康复的常见敌人**

什么是骨折并发症

骨折并发症是指骨折在治疗过程中引起另一种疾病或症状的发生。并发症一旦发生,处理比较困难,治疗的周期变长,增加患者的身心痛苦和经济负担,甚至对肢体或生命构成威胁,故应高度重视。

骨折患者出现心理障碍怎么办

骨折患者常见的心理障碍

尽管创伤性骨折的诊断和治疗发展迅速,但手术带来的二次伤痛及并发症、后遗症有时难以避免。骨折患者由于受到这些突发的剧烈伤害及手术刺激,心理状态也会经过几轮冲击,发生很大程度的改变,常出现忧郁、紧张、恐惧、焦虑等不同的心理变化。尤其是当恢复不好,出现后遗症后更是担心最终的康复效果不佳而留下终身残疾,担心日后生活不能自理而影响家人,这些均易使患者产生恐惧心理,从而使自己处于焦虑的情绪中。如果这种消极的心理因素持续,会影响骨折的后期治疗与康复,因此,骨折患者的心理状况是一个不可忽视的重要环节。

及时有效的心理干预是骨折患者健康和生活质量的重要促进因素,引导骨折患者正确面对自己的身心状况,并加以重视,控制、调节自身的情绪,可以在一定程度上避免发生更加严重的心理、身体上的疾病。

出现心理障碍怎么办

骨折及其所致后遗症常会导致患者产生较多的负面情绪，而负面情绪又会对患者康复锻炼产生负面影响，进而延长患者康复的时间。因此对于患者进行心理干预十分必要。

要有一个良好的心态

患者要常保持乐观、自信、顽强的心理状态，以促进机体的恢复，发挥肢体的代偿功能。可以参加一些力所能及的集体活动，战胜困难，培养乐观情绪，积极配合康复治疗，以利恢复参与社会活动的能力。

自我疏导、自我放松

正确的自我心理调节方式，可以帮助患者树立勇气去战胜困难。而轻微焦虑的消除，主要是依靠患者本人。当出现焦虑情绪时，患者首先要意识到这是自己的焦虑心理，要正视和面对它，不应回避它的存在。其次要树立起去除焦虑心理的信心，可以运用自我意识放松的方法进行调节，充分调动自己的主观能动性，有意识地在行为上表现得轻松、快活和自信。还可运用注意力转移的方法，及时消除焦虑。

发挥身心的代偿功能

患者的心理自控能力有很大的潜力。当骨折影响患者的某种功能时，通过规范治疗可促进其他功能的代偿。例如，在现实生活中，残疾人充分发挥了残留肢体的功能，使其与环境适应，实现生活自理，恢复身心健康。

融入社会，适应社会环境的变化

可以通过积极的家庭和户外生活、参加社区活动、加入业余团体等，开阔视野，及时适应社会环境变化，减少焦虑的发生，缓解焦虑症状。培养一些兴趣爱好对于骨折患者的心理健康也大有好处，保持愉快而丰富的生活可以消除孤单与寂寞，进

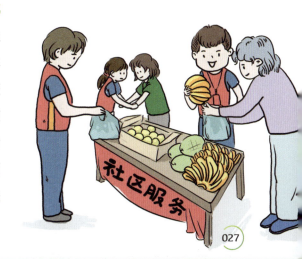

而陶冶情操。

药物治疗和心理调节

如果焦虑过于严重，还可以遵照医嘱，选用一些抗焦虑的药物，但最主要的还是要靠心理调节。错误的认知活动，会歪曲客观事实；偏见和偏信，会干扰和阻碍康复过程的进行。实在不能自拔时，可以寻求心理咨询，树立正确的认知，以尽快恢复。心理咨询可以为患者排忧解难，使他们在困难和不幸中找到正确的应对方法。而心理治疗则可进一步指导患者消除心理障碍，坚定康复信心。面对人生的不幸遭遇，有些患者心理比较坚强，他们在不幸面前，不屈服，善于运用心理调节方式，能较好地康复，正常地生活。

建立良好的医患关系，消除不良因素

由于疾病基础和恢复条件等种种原因，骨折患者即使接受正规的治疗，少数也会残留后遗症，增加痛苦。建议他们主动、及时地跟医护人员、亲友沟通，不要什么都憋在心里，自己吓自己，这样只会对情绪产生不良的影响。患者通过积极治疗和自我锻炼，了解自身病情及不同病损部位的不同功能康复方法，有利于增强信心，加快功能恢复。

家庭康复治疗能减少并发症、后遗症吗

家庭康复治疗的意义

家庭康复治疗，是保证功能障碍者在出院后康复治疗延续性的有效方法。功能障碍者在居家时进行简单而有效的康复治疗，不仅能缓解社会医疗资源不足的压力，也能节省一个家庭的人力、物力、财力，能在最便捷的条件下让功能障碍者的问题得到很大程度的改善，提高生活质量及其自理能力，为尽早回归社会创造条件。

家庭康复治疗的作用

居家时坚持康复训练有以下几个方面的好处。

Part 2 防治并发症是主要目标

(1) 骨折的愈合主要依靠局部的血液供应,所以功能锻炼对骨折愈合起着促进和推动作用。

(2) 选择适合骨愈合不同阶段的肌肉锻炼方法,可以维持肌肉的正常功能,防止肌肉发生失用性萎缩。

(3) 坚持关节活动练习,可以维持正常的关节活动度,保持关节功能正常,预防关节僵硬。

(4) 功能锻炼可促进全身血液循环,预防血液流动速度减缓导致高凝状态,从而降低发生深静脉血栓的风险。

(5) 坚持功能锻炼,减少每天卧床的时间,降低因为卧床时间过久而形成压疮的可能。

(6) 进行功能锻炼时,心肺功能也得到相应改善,从而预防坠积性肺炎的发生。

(7) 通过功能锻炼可以减少社会活动参与程度低、与亲友疏远等情况,有效预防骨折患者因为"患者"角色原因而产生的焦虑、抑郁等消极情绪。

老王几个月前,因下楼梯时不小心摔跤,导致左踝骨折。手术过程很顺利,出院回家后,家里人说需要静养。之后的几个月,老王一天大部分时间都是在床上度过的。再次复查时,骨头确实是长得很好,但是左下肢的肌肉明显比右边小了一圈,踝关节活动受限严重,走路仍然需要借助拐杖,步态也是一瘸一拐。

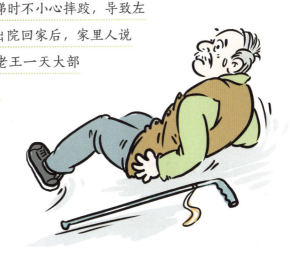

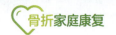

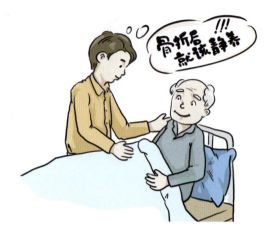
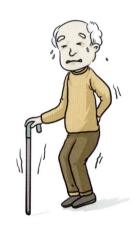

像老王这样的情况在生活中并不少见，居家期间选择"静养"，最终发生各种骨折并发症。这类患者是需要进行家庭康复的主要人群。

家庭康复可以有效减少并发症和后遗症

由于骨折的愈合周期长，出于经济、医疗资源有限及患者依从性等方面的原因，大部分患者都会选择在家中度过这段恢复期，只有少数患者会定期到医院做康复治疗。当然，如果掌握了常用的家庭康复方法，患者自己在家也可以做部分简单的康复训练来减轻并发症与后遗症带来的痛苦。

2 肿胀、疼痛：它们总是最先到的

骨折后局部肿痛怎么办

骨折后，疼痛、肿胀会最先找上门来，如果不及时处理，可能还会造成肌肉萎缩、关节粘连，甚至残疾等可怕的后果。

Part ② 防治并发症是主要目标

骨折了，为什么会痛苦不堪

"骨肉相连"之痛

组织损伤或有潜在的组织损伤都可能引起疼痛，骨折造成的肌肉、血管等组织损伤肯定会引起疼痛，为了防止肢体挛缩等并发症，骨折患者还需要长时间保持关节功能位，这种心理负担也会给患者带来疼痛。

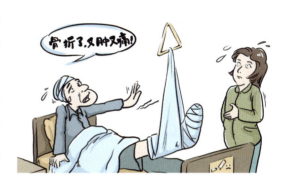

不得不说的手术痛

手术器械会刺激皮肤、血管、肌肉、骨膜等组织，造成伤口和切口对疼痛更敏感。术后麻醉作用消失后，24时内伤口疼痛最强烈，疼痛一般要持续3～4天，甚至6～12天。手术中为了固定骨断端，可能会切开骨折外层的软组织，将骨折端重新复位，再加入内固定物。因此，术后疼痛会更加明显，术后疼痛大约持续1周。

出现并发症更会痛

骨折后护理不当容易造成一些并发症，如压疮、水肿、静脉血栓、急性缺血、感染等，不同类型并发症导致的疼痛也有所不同，有些并发症甚至会引起阵痛、剧烈刺痛或持续性疼痛等，如果进行截肢手术，术后还可能会出现神经痛。

康复锻炼也会痛

骨折部位固定一定时间后，肢体可能会出现肌肉挛缩、关节僵直等问题，在进行康复锻炼的过程中，牵拉挛缩的肌肉、韧带和僵直的关节等也容易引发疼痛。

不高兴了也会痛

个人对疼痛的耐受力与年龄、性别、性格、受教育程度等相关，自律和

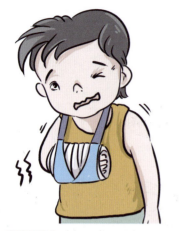

淡淡的忧伤

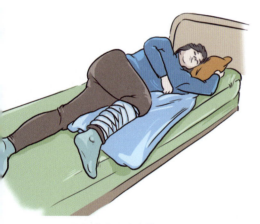

骨折患者卧床姿势

自尊心强的人更能耐受疼痛，不良情绪如恐惧、忧虑、紧张等容易引发局部血管收缩或扩张从而诱发疼痛；以往经历过疼痛的人再面对疼痛时感觉可能会更糟，如果过分专注疼痛，疼痛的感觉也会更强烈。

疼痛难忍，怎么做才能不痛呢

日常姿势有讲究，预防疼痛很重要

骨折患者应经常调整卧床姿势，保持血液循环正常，防止骨折部位受到挤压而影响愈合和发生疼痛。翻身、大小便时可以让家人协助，以防牵拉到手术创口引起疼痛。

疼痛忍不了，试试药物来缓解

镇痛药是骨折后缓解疼痛的常用药物，根据具体情况，还可以联合使用镇静类药物。骨折手术后患者也可以使用消炎镇痛类药物，它不仅可以预防感染还可以缓解疼痛。

物理方法超简单，镇痛效果很明显

居家期间，骨折患者可以用热敷、冷敷和按摩等方法。损伤早期，冷敷可以收缩毛细血管，缓解出血和水肿，从而预防和缓解疼痛；损伤中后期，热敷可以缓解肌肉痉挛，加速血液循环，促进骨折愈合。按摩手法不仅可舒筋活血，还能提高舒适度和患者对疼痛的耐受力。

主动出击，有效锻炼不再痛

康复锻炼可以加速骨折愈合，但是要循序渐进，对挛缩和僵直的患肢，要逐步增加锻炼的强度和时间，切不可大幅度运动造成二次损伤。随着骨折愈合越来越好，疼痛也就慢慢消失啦！

放松心情，和疼痛说拜拜

骨折通常是突然发生的，很多患者一时难以接受，伤口疼痛令他们焦虑不安，甚至为此抑郁和失眠。这时候不妨听点欢快的音乐，尝试深呼吸，或者跟着音乐进入冥想，还可以看看有趣的电视剧转移注意力，不知不觉心情变好了，疼痛也就没那么难挨啦！

健康饮食，康复的加速器

骨折家庭康复期间，可以选择易消化的食物，适当增加蛋白质、维生素和纤维素的摄入，健康的饮食可以让骨折患者尽早痊愈，到时候疼痛自然也就跑得无影无踪啦！

骨折肢体为什么总是肿肿的

骨折肢体总是肿肿的，按压还会有凹陷，这是为什么呢？

(1) 外伤、骨折断端、手术都会损伤血管、肌肉及神经等组织，导致组织液大量渗出而引起水肿。

(2) 疼痛引发肌肉痉挛，进而导致肌肉泵消失，静脉及淋巴管回流不畅可引起水肿。

(3) 长期制动造成肌肉萎缩，静脉和淋巴回流受阻可加重水肿。

(4) 下肢深静脉瓣膜功能下降，血管神经调节功能失调，进一步加重水肿。

骨折后水肿了，该怎么办

选对方法，消肿很有效

(1) **冷敷**：冷敷可以收缩毛细血管，减少组织液渗出，加速破裂的小血管凝固，可以用毛巾包裹冰袋敷在患处10~15分钟。同时还可以用绷带以"8"字缠绕的方式给骨折部位局部加压，这样消肿效果更好。

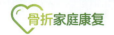

> **(2) 热敷：** 可以将热水袋或者热毛巾敷在患处，注意不要烫伤皮肤，热敷可以提高皮肤温度，促进浅层静脉回流和血液循环，加速骨折愈合和减轻水肿，但要注意选对时机。

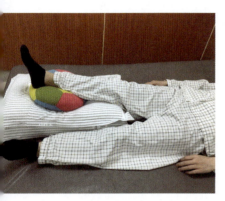

下肢骨折患者抬高肢体

肢体抬一抬，水肿消一消

细心的患者会发现水肿和体位有关，上肢下垂会加重水肿，下肢走路也会加重水肿，我们可以把患肢抬到高于心脏的位置，静脉和淋巴回流顺畅，水肿也就消得更快啦！

主动锻炼，水肿消失了

主动锻炼关节和肌肉，加速静脉和淋巴回流，身体功能恢复正常了，水肿也就消失了。锻炼要循序渐进，幅度由小到大，强度和次数逐渐增加，时间逐渐延长。早期康复锻炼要注意防止骨折移位，要以肌肉收缩运动为主，可以先做骨折远端的运动，例如上臂骨折可以做握拳和手指抓握运动，髋关节骨折可以做脚趾抓握运动。

手指抓握　　脚趾抓握

掌握手法淋巴引流，水肿不再烦恼

手法淋巴引流就是用轻柔的手法，用就像蝴蝶落在皮肤上的力度，沿着淋巴通路按摩皮肤，加速静脉和淋巴回流。静止圆是最常用的手法，操作时手指并拢，手腕固定不动，通过肘部与肩部的移动画半圈，依次推进淋巴液流向心脏方向。每种手法2~3秒，每次持续15分钟。

手法淋巴引流

打石膏后越来越痛怎么办

骨折部位石膏固定后出现疼痛，可能是并发症造成的，严重者可能会危及生命，一定要警惕！

疼痛伴麻木，小心骨筋膜室综合征找上门

四肢骨折时，如果石膏固定得太紧，肌肉出现异常剧烈的疼痛，可能是出现了局部血液循环受限，神经和肌肉缺血、缺氧引发的骨筋膜室综合征。

带着臭味的疼痛，可能是石膏惹的祸

如果疼痛且有臭味，且伤口流出炎性分泌物，可能是由于石膏对肢体的压力不均造成的局部压迫性溃疡。

马马虎虎的卫生带来"脓脓"的痛

骨折部位打石膏后，如果皮肤不干净，同时还有擦伤、挫伤或者皮肤过敏等情况，就容易发展成化脓性皮炎，引发"脓脓"的痛。

苦不堪言的又肿又痛

骨折早期局部持续性出血，组织肿胀，导致石膏太紧引发持续性疼痛。肿胀消退以后，皮肤与石膏间隙变大造成石膏松动，石膏接触皮肤容易磨损皮肤，引发疼痛。

疼痛忍不了，应该怎么办

石膏固定后出现疼痛，要及时找到原因并正确处理，这样才能彻底消除疼痛。

解除疼痛诱因

(1) 石膏表面凹凸不平、关节塑形不好，或石膏太紧造成肢体压力太大，要立即拆除，重新固定石膏。

(2) 石膏边缘或骨突出处可以适当使用衬垫，防止皮肤磨损。

(3) 在石膏固定的肢体下面垫一个和肢体长度大致相等的枕头来抬高患肢预防水肿。

(4) 冷敷可以减少出血和减轻肿胀，预防疼痛。

消炎止痛

（1）可以用生理盐水、0.02%的呋喃西林、3%的过氧化氢或1:5000的高锰酸钾等溶液，清洁皮肤和创面。

（2）用75%的酒精或者润肤霜擦抹被石膏边缘压迫部位的皮肤。

石膏固定后疼痛的坑，怎么做才能避开

预防疼痛，石膏护理是关键

（1）**石膏未干时防止变形：** 石膏未干时，不要直接把被固定的肢体放在地面或椅子上，下肢不要过早走路；必要时卧床、翻身、穿衣服、大小便时让家人辅助，防止未干的石膏在肢体关节处断裂。可以用合适的支托物保持石膏受力均匀，也可以用枕头、棉垫等松软物品支托石膏，保持石膏受力均匀。还可以用电风扇或吹风机加速石膏干燥。

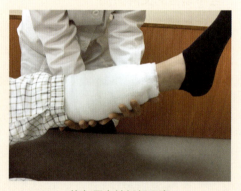

均匀用力地托起石膏

早期搬运时，要用手掌均匀用力地托起石膏，不能用力拖或用手抓，防止石膏凹陷、松动或断裂造成局部皮肤受压。防止水溅或者潮湿的环境损坏石膏，造成石膏松软、断裂。

（2）**保持石膏清洁干燥：** 大小便时，如果无法自行准备，可以让家人帮忙放好便盆，避免粪、尿污染石膏；保持床铺清洁，防止伤口感染。及时清理伤口分泌物，用敷料充分吸附渗出物，避免渗液污染石

膏。冲洗伤口和换药时，要在石膏窗四周填塞纱布，防止冲洗液和脓液流入石膏内。石膏外部有污垢时，可以用毛巾蘸少量肥皂和清水擦洗，如果石膏严重污染，应该及时更换。洗澡时，要用防水材料做好密封，防止石膏浸水变形。

(3) **消炎、消肿也消痛：** 可以将患肢抬高到心脏水平20厘米左右，促进血液循环和淋巴回流，预防或缓解出血、肿胀。石膏内出血时，如果发现血迹渗出到石膏边缘，可以在伤口或石膏周围间隙用冰袋冷敷止血，

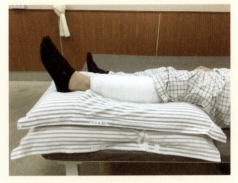

抬高石膏固定

但要保持石膏和伤口干燥清洁，以免造成石膏变形和伤口感染。也可以在医生的指导下服用一些消炎止痛的药物。

(4) **皮肤颜色不对，警惕疼痛来袭：** 石膏固定时通常会露出手指和脚趾，可以观察手指、脚趾的颜色、温度、脉搏、水肿与否、知觉和疼痛程度。如果有剧痛、麻木、皮肤颜色苍白或变紫，提示石膏太紧了，应立即拆除石膏，重新固定。

还要经常观察石膏边缘皮肤是否有红肿、磨破，要及时更换或增加衬垫。可以适当地活动手指或脚趾，促进血液回流，缓解肿胀。

肿胀消退后，皮肤和石膏间空隙变大，可以在容易摩擦处使用爽身粉或柔软的衬垫，防止皮肤磨破。皮肤过敏或瘙痒时，不要用手或筷子等搔抓，可以用75%的酒精擦拭后再涂抹润肤霜，保持皮肤湿润，避免皮肤损伤和感染。

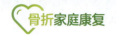

(5) **加强营养，强身健骨又止痛：** 饮食上，可以多吃一些含钙高的食物，如牛奶、鱼、虾等，促进骨折愈合。还可以适当多吃动物肝脏、蘑菇、豆类、海产品等，改善肠道菌群，促进营养吸收，防止便秘。长期卧床患者容易发生尿路感染，可以适当多吃水果蔬菜，同时多饮水，促进排便。

如何避免股骨头坏死

什么是股骨头坏死

股骨头坏死又叫作缺血性股骨头坏死症，是一种常见的疑难杂症。好发于中青年，起病比较隐匿，主要表现为髋关节疼痛、活动受限，严重者生活难以自理，致残率极高。据报道，我国现有患病人数已达500万～750万人，每年新增病例高达15万～20万。

股骨头坏死可以治愈吗

保守治疗和手术治疗对于股骨头坏死都有一定的疗效，股骨头坏死可以分为可逆期和不可逆期两个时期，治疗效果主要取决于股骨头坏死的分期、部位、范围以及致病原因是否改善。

在早期可逆期，治疗可以逆转病变发展。原因是早期髋关节只是发生了无菌性炎症，股骨头虽然发生缺血，但是骨小梁没有断裂，股骨头也没有出现塌陷畸形。如果可以及时修复炎症和坏死组织，就不会发生股骨头畸形。因此，股骨头坏死的早期诊断与治疗非常重要。

一旦进入不可逆期，股骨头最终会塌陷并继发骨性关节炎，这时候关节置换是不错的选择。因此，在出现骨性关节炎之前，采取各种保存股骨头的治疗方法延缓病程发展，推迟全髋置换时间很有必要的。

如何尽可能地防止股骨头坏死呢

日常做好以下几点，可以有效预防股骨头坏死。

(1) 髋关节骨折后，尽早治疗，确保尽快痊愈。

(2) 走路时要留意脚下，避免摔跤。冬季在雪地上走路时要注意防滑。

(3) 扛、背重物时，要注意避免扭伤髋部。

(4) 髋部受伤后要及时治疗，切忌在未完全康复时走太多的路，避免反复伤害髋关节。

(5) 需要使用激素治疗疾病时，严格遵医嘱用药。

(6) 科学饮食，避免过量饮酒，适当多吃奶类、新鲜蔬菜和水果的摄入。

(7) 多晒太阳，适当散步，也可根据自己的情况选择太极拳、五禽戏等运动。

(8) 戒烟戒酒，避免酒精中毒。

(9) 潜水员、在高压环境中工作的人和从事高空飞行工作的人群，应该注意改善工作条件。

(10) 在进行体育锻炼前，要做好髋关节的准备活动，预防损伤。

股骨头坏死除了手术之外，可以保守治疗吗

减少负重

在股骨头坏死可逆期，积极治疗可以逆转病理状态。减少负重是早期治疗的首要措施，可以借助拐杖、轮椅、助行器等，达到减少负重的目的。

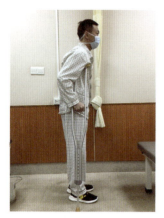
拄拐杖减少负重

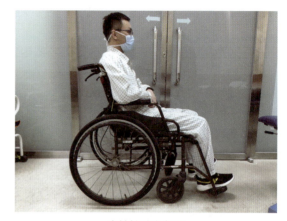
坐轮椅减少负重

药物治疗

药物治疗能够缓解早期髋关节疼痛、促进局部血液循环等，应在医生指导下使用。

功能锻炼

锻炼髋关节周围肌力不仅可以延缓股骨头坏死的进程，降低畸形及股骨头塌陷发生率，还可以缓解疼痛，延后髋关节置换年龄，即便需要关节置换，功能锻炼也可以提高手术的成功率和治疗效果。

髋关节有6个活动方向：前屈、后伸、内收、外展、内旋和外旋，康复锻炼以屈伸、外展为主。此外，核心肌力训练可以改善核心稳定性，预防跌倒。

锻炼方法如下。

（1）**髋关节屈伸训练：** 每次10组，每天2~3次，屈髋尽量超过90°。

髋关节前屈训练

髋关节后伸训练

（2）**髋关节外展训练：** 卧位或站立位向外摆腿，每次10组，每天2~3次。

髋关节外展训练

(3) 核心肌力训练： 两点式、侧撑、婴儿式，每次10组，每天2~3次。

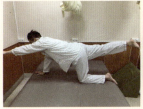

两点式

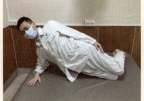

侧撑

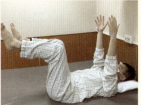

婴儿式

股骨头坏死锻炼的注意事项

(1) 疼痛缓解和病情稳定后，需要在专业人员的指导下锻炼。

(2) 锻炼要循序渐进，持之以恒。

(3) 锻炼过程中疼痛加重时，应适当减少运动量，必要时服用镇痛药，待疼痛缓解后再逐渐增加运动量。

(4) 以主动锻炼为主，可以借助瑜伽球、弹力带等辅助器材。

(5) 日常锻炼方法以非负重活动为主，如骑车、游泳等。

(6) 不能站立的患者可在平卧状态下锻炼。

(7) 走路时，一侧股骨头已经塌陷的患者，步态通常向一侧倾斜，需在康复锻炼中逐渐纠正异常步态，塌陷所致患肢明显短缩者仅仅通过训练是很难纠正的。

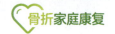

如何判断锻炼有效呢

(1) 锻炼后，髋关节周围和大腿内外侧肌力得到恢复，肢体围径明显增加，患者感觉自己更有力气了。

(2) 可在床上盘坐，对比双侧臀部是否平衡，离床面的距离是否相等，并且感觉不到关节疼痛，也可下蹲抱膝，说明髋关节功能基本恢复。

(3) 日常生活基本可以自理，还能完成一些非体力的工作而不出现疼痛，说明股骨头坏死症状明显好转。

> **小贴士**
> 症状改善与股骨头坏死程度减轻不是一回事，临床上需要完善影像学等系统的、专业的检查及评估才能得出比较可靠的结论。

3 肌肉萎缩、关节僵硬、神经损伤：我们可以这样做

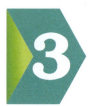

骨折后预防关节僵硬的家庭康复措施有哪些

避免手术后关节僵硬，家庭康复应该怎么做

要尽快消肿

手术后关节肿胀不仅影响关节活动，还会增加发生粘连的概率，因此手术后早期应采取有效的消肿措施。

Part 2 防治并发症是主要目标

静力收缩关节周围的肌肉

以膝关节为例,通过股四头肌、胫前肌等肌肉的静力收缩,促进膝关节周围血液循环,不但可以促进肿胀的消除,更能使关节周围的肌肉得到一定程度的激活,减轻关节僵硬。最常见的家庭训练是踝泵练习,踝泵练习对场地无特殊要求,动作简便、效果显著。

手术后尽早活动

手术后尽早活动关节,可以从根本上减少关节僵硬的发生。手术后早期的活动要遵医嘱,根据手术部位、术式和身体康复情况而定。疼痛控制在3分以下,循序渐进,多维度锻炼肌肉力量和功能。随着活动量的增加,一些患者的僵硬情况会自然缓解。

不要长时间保持一个姿势

手术后不要久坐久卧,久坐久卧不仅不利于改善关节功能,且容易产生静脉血栓。术后关节可以在主动活动度能够达到的范围内活动。

禁止暴力牵拉

很多患者觉得关节活动度恢复得慢,就急切地想尽快活动开,忍着剧痛强行增加关节角度。若此时瘢痕僵硬,肌肉组织挛缩,暴力牵拉必然会导致组织损伤,容易形成新的粘连而影响康复进度。

骨折合并神经损伤怎么办

骨折属于一种比较严重的骨科疾病,往往会导致一些并发症,其中,比较常见的就是骨折合并神经损伤,出现这种情况一定要及时到医院诊治。骨折合并神经损伤,应该怎么办呢?

神经营养药物

骨折合并神经损伤的患者可在医生的指导下,选择维生素B_{12}等神经营养药物进行治疗。

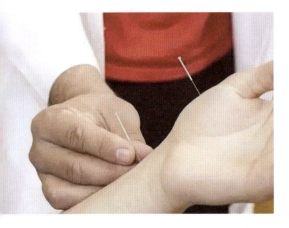

物理治疗

肌电生物反馈疗法能帮助患者了解在神经再支配早期阶段如何使用肌肉。随着肌力的增加,电刺激的波宽和断电时间逐渐减少,每次治疗肌肉收缩的次数逐渐增加,当肌力达到四级时,可停止电刺激治疗。同时可使用温热疗法、磁疗、水疗等配合运动疗法,促进肌力恢复。还可使用经皮神经电刺激、干扰电、超声波等理疗方法减轻局部的麻木感。针灸对于骨折合并神经损伤也有不错的效果。

适当制动

一个月内尽可能保持邻近关节的制动,因为这时神经是很脆弱的,过多的关节活动会影响神经修复。一个月后可以加强肌肉主动收缩,实施最大能力范围内的肌肉主动锻炼。

手术治疗

保守治疗3~6个月没有效果时可选择手术探查,也可根据医生的建议更早或更晚进行神经探查术。根据不同情况选择具体的手术方式,包括神经断端吻合、自体神经移植、探查松解、神经转移等。家庭康复期间,我们应该定期复查,积极地配合医生,随时调整治疗方案。

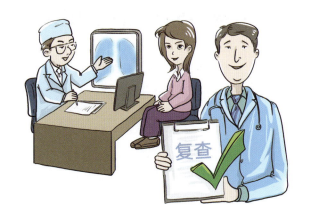

Part ② 防治并发症是主要目标

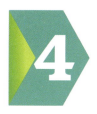

深静脉血栓形成：潜伏的杀手

什么是深静脉血栓

深静脉血栓（DVT）是血液在深静脉内不正常凝结引起的静脉回流障碍性疾病，常发生于下肢。引发深静脉血栓的常见病因有骨科大手术，如髋、膝关节置换术，髋部骨折固定，脊髓损伤手术后；患肢制动，包括下肢骨折固定；下肢静脉系统疾病史；有DVT病史等。患者由于长期卧床，肢体运动减少，血流速度减慢，容易发生下肢深静脉血栓。

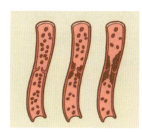 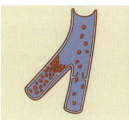 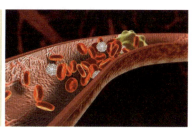

家庭康复如何早期识别和预防深静脉血栓

家庭康复怎样早期识别深静脉血栓

患者近期有手术、严重外伤、骨折或肢体制动、长期卧床、肿瘤等病史，一旦下肢出现肿胀、疼痛、小腿后方和/或大腿内侧压痛、静脉扩张等，提示下肢DVT的可能性大，应高度怀疑静脉血栓的形成；当患者无明显血栓发生的诱因，仅表现为下肢肿胀或症状不典型时，容易漏诊、误诊。还可以通过测量肢体周径协助识别DVT，如两侧肢体同一平面的周径差

>0.5厘米，应警惕DVT发生的可能。每日定时测量肢体周径，一般测量髌骨上下10厘米和内踝以上15厘米的周径，可及时发现DVT。

家庭康复如何早期预防深静脉血栓

深静脉血栓的预防重于治疗。患者卧床期间，应教会患者及家属做一些卧位的运动，以预防DVT的发生。

（1） 避免长时间静止不动，应该每隔一段时间起来走动，活动下肢；适量饮水，避免血液黏稠，促进静脉血液回流；应鼓励患者在床上进行下肢的主动活动，并做深呼吸和咳嗽动作；能起床者尽可能早期下床活动，促使小腿肌肉活动，促进下肢静脉回流。

（2） 手术后在患肢下垫枕要规范，以免影响小腿深静脉回流。应多吃低脂、富含纤维素的食物，如谷物麦片、土豆、红薯、豆类、蔬菜和水果等以保持大便通畅，避免进食油腻食物。尽量不要用力排便，因腹压增高会影响下肢静脉回流。多喝水，同时要戒烟。

（3） 患者坐位时，应穿弹力袜、弹力裤，增强下肢静脉的功能，根据患者下肢周径的大小选择压力合适的弹力裤或弹力袜。

（4） **向心性按摩：** 从肢体远端向肢体近端按摩，促进血液循环，减轻肢体肿胀。

（5） **空气波压力治疗：** 通过主机内的气泵向绑带内的气囊进行充气及放气，从肢体远端向近心端的顺序循环加压，有序地从足踝、

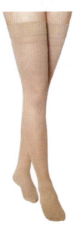

穿弹力袜

Part ❷ 防治并发症是主要目标

小腿至大腿充气加压,能有效促进下肢血液循环,有利于肿胀肢体静脉回流,促进伤口愈合。每次20~30分钟,每日1~2次。

(6) 中频电刺激: 双下肢股四头肌、胫前肌、腓骨长短肌中频电刺激。每次20~30分钟,每日1~2次。

(7) 床边功率自行车: 每次30分钟,每日2次。患者能主动完成时可适当增加阻力,患者不能主动完成时采用被动模式。

(8) 双下肢主动、被动运动: 鼓励患者早期活动,尽早下床。

① 被动运动:卧床、术毕即可按摩比目鱼肌和腓肠肌、踝关节被动运动。

② 人工挤压腓肠肌:从足部到大腿由远及近地被动按摩比目鱼肌和腓肠肌,每次30分钟,每日3次。

③ 足踝关节旋转运动:完成一整套动作为1组,每次30组,每日5~6次。

④ 双足主动旋转运动:踝关节做伸、内旋、屈、外展的"旋转"运动。

⑤ 双下肢髋、膝、踝关节主、被动运动,包括髋关节的前屈、外展、后伸,膝关节的屈伸。每个方向运动15组,每日1~2次。

⑥ 踝泵运动(踝关节的背伸与跖屈):躺着或者坐在床上,大腿放松,缓慢但用力地在没有疼痛或者只有微微疼痛的限度之内,最大角度地勾脚尖("背伸"向上勾脚,让脚尖朝向自己)之后再向下踩("跖屈"让脚尖向下),注意在最大位置保持5~10秒,目的是让肌肉能够持续收缩。反复屈伸踝关节,每小时至少练习10次,每次20组(完成背伸、位置保持、跖屈全套动作为1组)。与静卧相比,足

踝的主动及被动运动均可增大股静脉血流的峰速度和平均速度，且主动运动增大血流速度的幅度明显高于被动运动。"环转"运动引起的股静脉血流速度增加值为各运动形式之首。

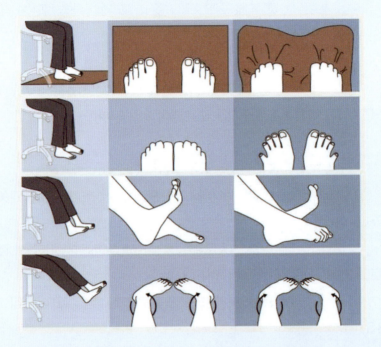

⑦ 患者不能主动完成时，可由陪护人员协助完成。训练时注意动作要轻柔，在关节的生理活动范围内进行，避免暴力引起组织损伤。

骨折后并发深静脉血栓如何进行家庭康复

骨折患者家庭康复期间如果发生深静脉血栓，应立即前往医院就诊，由医生制订治疗方案，包括抗凝治疗、溶栓治疗、手术取栓、下腔静脉滤器。同时还有以下注意事项。

Part ② 防治并发症是主要目标

(1) 绝对卧床休息10~14天，抬高患肢20°~30°、制动，禁止按摩、热敷，避免用力排便，以免造成栓子脱落、并发肺栓塞。患者在进行抗凝治疗的同时需严密观察有无牙龈出血、鼻出血、注射部位及消化道出血倾向。要特别注意有无头痛、呕吐、意识障碍、肢体瘫痪麻木等颅内出血迹象，如有出血倾向，要及时处理。同时定期检测凝血酶原时间、出凝血时间，尽量避免血栓脱落造成肺栓塞。

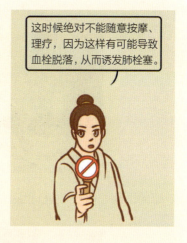

这时候绝对不能随意按摩、理疗，因为这样有可能导致血栓脱落，从而诱发肺栓塞。

(2) 观察有无胸痛、呼吸困难、咳嗽、出汗、咯血、休克、晕厥等肺栓塞症状。突然发生的呼吸困难、发绀则高度提示肺栓塞的可能。

(3) 每日观察下肢肿胀程度及皮肤温度、色泽及足背动脉搏动，每日测量并记录患肢不同平面的周径，以判断疗效。

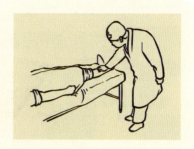

骨折手术后如何预防深静脉血栓形成

手术后1~2周

良姿位摆放、肢体抬高。

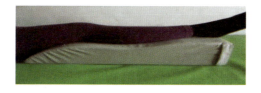

CPM训练。

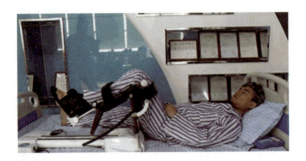

牵伸训练、等长收缩训练。

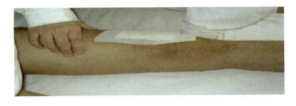

制动关节以外的肢体运动、翻身拍背、营养支持等。

红外线、超声波等物理因子治疗。

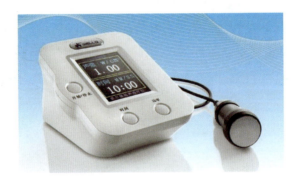

手术后3~4周

四肢关节的主动训练、主动辅助训练、渐进抗阻训练、牵伸训练。

骨折临床愈合后

肢体协调性训练、平衡及本体感觉训练、抗阻及加大关节活动度训练、作业治疗等。

骨折后出现胸部疼痛不适和呼吸困难怎么办

血栓形成后可向主干静脉的近端和远端蔓延。在纤维蛋白酶的作用下,血栓可溶解消散,有时崩解断裂的血栓可形成栓子,随血液循环进入肺动脉引起肺栓塞。肺栓塞是DVT最危险的并发症。若是来自主干静脉脱落的栓子,往往较大,容易造成患者骤然死亡,致死率达70%。应密切观察患者有无胸闷、胸痛及呼吸困难、窒息感、咳嗽、咯血,一旦出现上述情况,应立即就医。

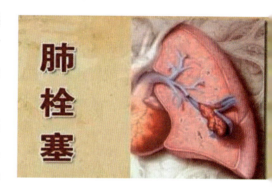

5 感染:只用抗生素是不够的

为什么骨折后容易合并感染

感染是什么

感染是指细菌、病毒、真菌、原虫等病原体侵入人体,在人体内生长繁殖,产生毒素,引发机体局部或全身的炎症反应。

感染的症状是什么

感染的症状一般表现为局部出现红、肿、热、痛、功能障碍;寒战、发热、乏力、呕吐、腹泻等全身表现，严重者可发生感染性休克。

骨折后发现局部感染怎么办

骨折手术后感染会影响骨折愈合的速度，感染可以引起局部长期充血性脱钙，而骨化过程要等到感染停止、充血消失之后才能开始。如果感染长期得不到控制，骨折愈合就会延迟或不愈合，严重者可引起骨坏死，甚至导致肢体残疾。

建议多吃高钙、高蛋白的食物，如鱼、虾、牛肉、牛奶、鸡蛋等。另外可以多吃富含维生素D的食物，同时应适当进行户外活动，多晒太阳，促进维生素D_3的生成，有利于预防骨质疏松。同时要戒烟，因为吸烟会增加感染的风险。

肺部感染健康指导

周大爷，男，72岁，20天前因为股骨颈骨折入院治疗。急性康复期后出院卧床休养，1周前无明显诱因出现发热，体温最高39℃，伴咳嗽，咳少量黄痰，痰液黏稠，不易咳出，自觉胸闷、胸痛、乏力，到医院就诊，经过相关检查，初步诊断为肺部感染。

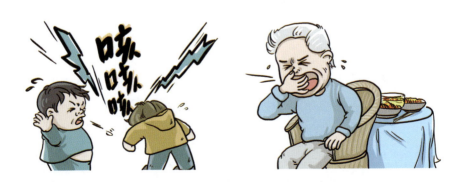

肺部感染需要做哪些检查

肺部感染时可出现湿啰音，呼吸音增粗或减弱。通常需查血常规了解白细胞计数，以及做胸部X线、胸部CT检查以明确肺部感染的位置、范围。

此外，还可进行痰（从肺部咳出）培养，以查看能否找到细菌或病毒。如果患者的病情没有好转、感染严重，或存在少见的感染高风险因素，其可能还需进行纤维支气管镜检查，该检查既直观又可采集肺部痰标本。

发生肺部感染后如何做好自我护理

如果出现了咳嗽、咳痰、发热、胸痛等肺部感染相关表现，应及时就诊，并做好如下处理。

环境与休息

保持室内空气新鲜、洁净，注意通风，应每天通风2次，每次20~30分钟，并注意卧床休息。

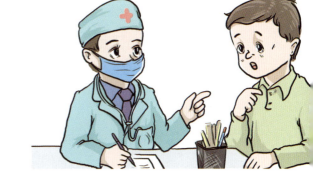

饮食与营养

饮食规律、均衡，应包含足够热量、蛋白质和维生素，避免油腻、辛辣刺激性食物，同时应多饮水，每天饮水1000~2000毫升，因为足够的水分可保持呼吸道黏膜湿润和促进病变黏膜的修复，利于痰液的稀释和排出。

发热护理

当患者出现高热（体温＞39℃）时，可借助冰袋、毛巾冷敷等物理降温措施及时降低体温，但需注意血液循环障碍、慢性炎症或深部化脓病灶、组织损伤破裂、对冷过敏者禁忌使用物理降温措施，昏迷、感觉异常、年老体弱者应注意避免冻伤。如果采取物理降温措施无效，应及时就诊。

(1) **毛巾冷敷：**将毛巾在冰水中浸透后拧至不滴水，敷于发热者前额部，每3~5分钟更换一次，冷敷30分钟后测量患者体温，体温降至38℃以下则停用。随时注意观察局部皮肤情况及全身反应。

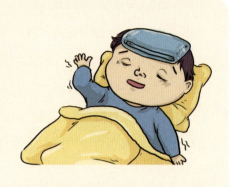

(2) **冰袋冷敷：**将冰袋置于患者前额部或体表大血管经过处，如颈部两侧、腋窝、腹股沟等处；禁用于前胸、后脑、腹部、足心。使用30分钟后及时复测体温，若体温降至38℃以下则取下冰袋。处理过程中注意观察，一旦发现局部皮肤发紫、有麻木感，应立即停止使用冰袋，防止冻伤。

用药护理

遵医嘱按时服药，注意药物的作用、用法及不良反应，定期随访，若出现发热、心率增快、咳嗽、咳痰、胸痛等症状，应及时就诊。

促进有效排痰

及时清除痰液是肺部感染康复的关键，经常变换体位有利于痰液咳出。长期卧床者应注意每2小时更换体位一次，同时应学会胸部叩击的方法，及时排出呼吸道分泌物，保持呼吸道通畅。

功能锻炼

经常进行呼吸功能锻炼，如缩唇呼吸、腹式呼吸等。病情好转后，可适当活动，如散步等，运动的强度要逐渐增加，避免过度劳累。

Part 2　防治并发症是主要目标

泌尿系感染

王大爷，男，65岁，1个月前因跌倒致股骨颈骨折，入院行手术治疗后出院。居家卧床休养1周后，突发高热、寒战、全身乏力、恶心、腹痛，并出现尿频、尿急、尿痛等症状。家人带其到医院就诊后，医生初步诊断为泌尿系感染。

什么是泌尿系感染

泌尿系感染又称尿路感染，指由于各种病原微生物感染所引起的尿路急、慢性炎症。当细菌进入尿道并上行至膀胱时，便可发生膀胱感染。当细菌逆行至位置更高的肾脏时，即可发生肾脏感染。泌尿系感染在不同性别、不同年龄的人群中均可发病，特别是育龄期女性、老年人和免疫功能低下者更易发生。

哪些情况容易引起泌尿系感染

常见的危险因素主要有以下几点。

性别和年龄因素

女性尿道短而宽，且距离肛门较近，这种生理特点导致女性容易发生尿路感染，尤其是育龄期、妊娠期及绝经后的女性更易发生尿路感染。男性包皮、包茎过长是尿路感染的诱发因素。

对于60岁以上的人群而言，由于免疫力低下、激素改变、患病卧床等原因，在外来细菌的侵袭下极易发生尿路感染。

尿路梗阻因素

任何阻碍尿液自由流出的因素，如尿路结石、膀胱癌、尿路狭窄、前列腺增生等疾病均可导致尿液蓄积，细菌不易被及时冲刷出尿道，进而在局部大量繁殖导致尿路感染。

操作性因素

曾行导尿、留置导尿管、膀胱镜检查、逆行性尿路造影、尿道扩张、前列腺穿刺活检和输尿管镜检查等。

机体免疫力低下因素

如长期卧床的重症慢性疾病患者；糖尿病、慢性肾脏疾病、晚期肿瘤患者等；肾移植术后、长期使用肾上腺糖皮质激素类药物、近期应用抗生素和免疫抑制剂（特别是存在基础疾病、久病体弱及高龄者）、营养不良、慢性腹泻患者等。

代谢及其他因素

如慢性低钾、高尿酸血症、高钙血症、酸碱代谢异常患者等；患有妇科炎症、男性包茎、细菌性前列腺炎等人群。

不良生活习惯

个人不好的卫生习惯、不洁性生活或性生活频繁、性生活前后不排尿、抽烟、酗酒、饮水少、憋尿等，均可引起尿路感染。

泌尿系感染的具体表现是什么

泌尿系感染以急性肾盂肾炎和膀胱炎多见，可出现尿频、尿急、尿痛、血尿、腰痛、精神不振、小腹下坠感和疼痛、尿道分泌物增多等症状，甚至出现发热、食欲减退、恶心、呕吐等全身不适症状。

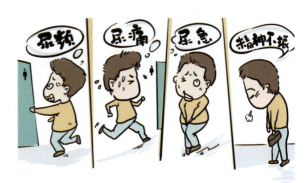

如何预防泌尿系感染

虽然泌尿系感染非常常见，危险因素也比较多，但是如果注意以下几点，大部分泌尿系感染是可以预防的。

Part 2 防治并发症是主要目标

(1) **养成良好的生活习惯：** 生活规律，避免劳累。在自身情况允许的前提下尽早下床活动，适量进行体育锻炼等，增强机体免疫力。

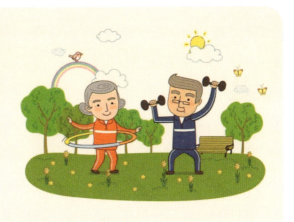

(2) **注意健康饮食：** 饮食清淡、营养丰富，多吃新鲜蔬菜和水果。

(3) **注意多饮水、勤排尿：** 这对于预防泌尿系感染，是最实用有效的方法。

(4) 保持会阴部及肛门周围清洁。

(5) **注意日常卫生细节：** 尽量用淋浴，避免盆浴。穿棉质内裤并经常更换，不穿紧身裤，女性排便后注意应从前向后擦拭肛周。

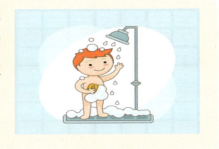

(6) 特殊情况下（如留置尿管等），根据专业人员的建议采取相应措施。

发生泌尿系感染后，如何做好自我护理

出现泌尿系感染症状时，建议及时就诊，并做好饮食、饮水、排尿、会阴部清洁等方面的护理。

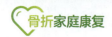

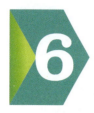 **行走和站立：什么时候才能实现**

骨折会影响站立及行走

脊柱及骨盆、双下肢等部位骨折，会使我们站立及行走受到限制，因为这些部位的骨骼支撑着我们的身体，如果这些部位发生骨折，部分需要手术治疗，选择非手术治疗者绝大部分需行支具、石膏外固定，以促进骨折愈合，为患者早日下床活动打好基础。

下肢骨折怎样做到部分负重

大家都知道，下肢骨折后进行早期负重训练可以促进骨折愈合、减少关节粘连、减缓肌肉萎缩及肌力减退、预防骨质疏松、加快恢复速度，但是负重方法不对会出现很多并发症，负重过早，或者早期负重力量过大都会出现再次骨折或移位等风险，太晚或者负重力量太轻，达不到效果，除了会出现骨折延迟愈合以外，还会发生关节粘连、肌肉萎缩等并发症，所以规范早期部分负重训练很重要。

站立和行走时感觉腿发软、轻飘飘的是怎么回事

一般而言，骨折的治疗包括手法复位、手术固定、功能锻炼三个基本步骤，其中骨折固定往往需要一段较长的时期。长期制动后，患者会出现肌力、运动、位置、平衡、感觉等功能障碍，所以下床活动后，部分患者会

出现腿发软、轻飘飘的感觉。其实这主要是由肢体肌力减退及本体感觉障碍引起的。

骨折后拍片发现骨质疏松，家庭康复应该怎么做

骨折后早期不进行系统的防范，后期常会出现骨质疏松，所以当我们拍片发现有骨质疏松时，要抓紧时间补救，可以从饮食、生活习惯、药物及运动等方面着手。

饮食

骨折患者从饮食中补钙是最经济、最安全的方法，尽量食用豆制品、虾皮、牛奶等含钙量高的食物，以及菠菜、坚果、蘑菇等含维生素D高的食物，少吃加工的肉类、过甜的食物，保持低盐低脂饮食，不宜偏食或过分依赖补品和保健品。

生活习惯

不良的生活习惯是加重骨质疏松的主要危险因素，如吸烟、酗酒、高盐饮食、喝大量的咖啡、活动过少或过度运动等。

药物

骨折制动后出现的骨质疏松、骨钙的流失通过食物补充远远不够，需要口服相关药物补充，建议从骨折后就开始用药。目前一般有钙剂、维生素D、抗骨质疏松药、传统中药等。

运动

运动疗法是最简单实用的防治骨质疏松的方法，它不仅可增强肌力与肌耐力，改善患者的平衡、协调性与步行能力，还可改善骨密度、维持骨正常

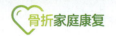

结构，降低跌倒与脆性骨折发生的风险等，发挥综合防治的作用。

预防摔倒不容忽视

大多数骨折患者后期步行时都怕摔跤，特别是骨折后期出现骨质疏松的患者，摔跤后常会再发骨折，故需重点预防。

居住环境中的危险因素有居家光线昏暗、路面湿滑、地面有障碍物、地毯或地垫松动、卫生间未安装扶手等，针对这些风险可进行适当的环境改造，如增加室内采光、保持地面干燥、浴室增加扶手等，以提高安全性。

辅助器具

骨折后行动不便者可选用拐杖、助行器等辅助器具，以提高行动能力，减少跌倒的发生。骨质疏松性骨折患者可佩戴矫形器，以缓解疼痛，矫正姿势，预防再次骨折等。

站立训练时双腿发紫怎么办

双腿发紫是下肢皮肤颜色改变的一种形式。双下肢血液循环不畅是造成骨折患者进行站立训练时双腿发紫的主要原因，当下肢血液循环不畅时，患者的血液就会堆积在下肢，进而出现双腿皮肤发紫。

早期合理的功能锻炼，可以促进骨折患者肢体的血液循环，减少肌肉萎缩，保持肌肉力量，避免在骨折后期进行站立训练时因下肢血液循环不畅而造成双腿发紫的情况。

Part 3 骨折家庭康复很重要

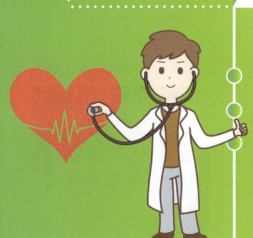

1. 家庭康复：我们的必选项
2. 床上运动：躺着也能康复
3. 支具：帮你插上一双康复的翅膀

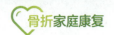

1 家庭康复：我们的必选项

骨折患者什么时候可以开始家庭康复

骨折患者出院后就可以开始家庭康复。骨折手术后患者的康复是一个循序渐进的过程，需要注意的是，由于手术后早期患者伤口还没有愈合，骨折断端还没有长好，如果过度地、不合理地活动，可能会增加再骨折或伤口感染等意外的发生率。因此，一定要在住院期间详细与康复人员、骨科医生沟通，掌握回家后的康复方法和注意事项。

骨折家庭康复有哪些措施

冰敷

冰敷可以减轻患者的疼痛感，减轻炎症。骨折手术后1周左右，患者伤口处常常会感觉到疼痛、肿胀、发热，这是早期炎症的表现，是手术后的正常现象，不用过于担心。患者可以买几个小冰袋放在冰箱，或者把矿泉水放在冰箱冰冻。当感觉伤口疼痛、发热时取出冰袋或冰冻的矿泉水，并用干燥且干净的毛巾或布包裹好，尽量均匀地放在不舒服的地方，注意避免冻伤，可以变换放置的位置，每次持续

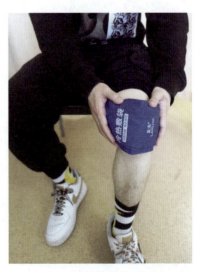

冰敷膝关节

20分钟左右。另外在康复训练后，原有损伤处常常会有轻度发热的情况，可按照上述方法冰敷；如果出现明显疼痛和肿胀，须及时就医。

热敷

热敷可以促进患者的血液循环，放松肌肉组织，减轻疼痛感。一般骨折手术后1周左右，伤口急性炎症期就过去了。如果伤口愈合良好，不再发热，则可以通过热敷促进损伤处的血液循环，加快组织修复。热敷可以借助暖宝宝、热水袋、红外线灯等，注意不要烫伤患者，患者感受到温热（38～45℃）即可，每次一般持续20分钟左右。热敷常在运动康复前进行，发挥放松肌肉的作用或者叫预热作用，这有助于避免关节过于僵硬不适，为接下来的运动康复打下良好的基础。

肌肉力量锻炼

如果骨折整复、固定后局部稳定，且患者能严格遵从医嘱，可以指导患者进行适当的肌肉力量训练。一般从靠近骨折的关节开始训练，负荷强度也要从小到大，具体负荷一定要听从医护人员的安排。家庭康复时可以借助的锻炼设备有矿泉水瓶、哑铃或绑式沙袋、弹力带等。正确的肌肉力量训练可以有效避免肌肉萎缩，增强肌肉力量。

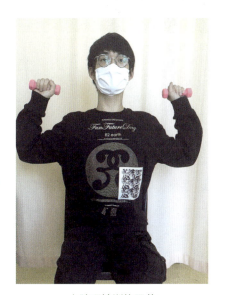

上肢哑铃训练示范

心肺耐力训练

心肺耐力训练是指通过主动的运动训练提高或维持患者的心肺功能，保持良好的体力。骨折手术后康复最主要的方法就是主动运动，如果耐力不够，就不能充分运动，就无法获得良好的康复效果。家庭常用的心肺耐力康复训练方法如下。

深呼吸

患者在安静的环境下,先用鼻子快速吸气3秒以上,再用嘴慢慢吐气5秒以上,完整地做完吸气及吐气动作为1组,每次20～30组,每日2～3次,反复练习。

扩胸运动

双上肢水平向前上方举起或向外侧展开,柔和地做扩胸运动,尽量扩胸到最大范围,反复练习,每次20～30组,每日2～3次。扩胸运动可以借助弹力带进行,通过低强度的负荷增强心肺功能。适用于下肢骨折或者脊柱骨折的患者,上肢骨折患者早期禁止采用这种方法。

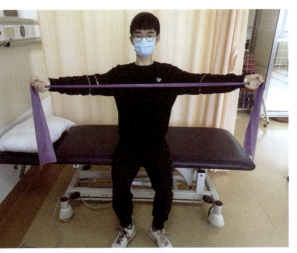

弹力带使用示范

关节活动锻炼

骨折后最常见的问题就是关节僵硬。因此,早期及时有效地进行关节活动锻炼非常重要。对于骨干中部骨折的患者,如果医生允许,早期可以积极地活动关节,避免由于长时间制动导致关节僵硬。对于关节处的骨折,需要非常小心,一定要在医护人员的指导下,谨慎活动。患者尽量在关节不痛或者轻度疼痛的情况下,慢慢地活动关节,当活动到极限时,患者可能感受到疼痛等不适,此时应该停下来并在极限运动的位置保持10秒,达到持续牵伸的效果,然后再重复活动。

骨折家庭康复有哪些注意事项

家庭康复不可盲目

骨折是一种特殊的运动系统疾病，即使骨折手术后也需要2~3个月才能恢复。在骨折修复期间，任何过度活动或者负重太大，都可能会影响治疗效果，甚至导致再次受伤，必须由专业医护人员指导患者康复。如果家庭康复过程中遇到问题，要及时复诊或向医护人员咨询。

家庭康复要持之以恒

骨折的恢复是一个连续、漫长的过程，家庭康复也需要连续不断地进行，应该引起我们的高度重视。康复的效果是需要累积的，不是一蹴而就的，俗话说一口吃不出个胖子。患者要有充分的心理准备，做好3个月持续康复的准备，并根据实际情况，适当调整康复强度或者适当休息，但是不能偷懒或随意放弃，这会影响康复效果。

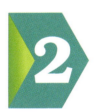

床上运动：躺着也能康复

骨折后静养100天能完全好吗

实践告诉您不能仅靠静养

很多人认为骨折发生后，同时造成骨折邻近部位肌肉、皮肤的创伤，应该静养2个多月，于是很多复位固定后的骨折患者躺在床上等待骨折愈合。其实情况恰恰相反，早期的适度运动反而能够改善局部血液供应，促进组织

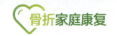

尽早修复，预防关节挛缩等并发症的发生。

既然不能静养，那什么时候可以开始做功能锻炼

一般来说骨折患者康复训练的总原则是早期活动，早期下床，适时负重，持续锻炼，因人而异。早期活动应根据骨折的部位、类型、严重程度和患者个体差异等情况，在专业医护人员的指导下，实施规范的功能锻炼，同时骨折不同阶段的锻炼内容、强度也是不一样的。过早进行不恰当的锻炼，不仅起不到康复作用，还将影响骨折断端的稳定，造成骨折移位。同样的道理，骨折患者下床的时机、负重的时间也要立足于骨折性质、手术方式等基础条件，有的患者手术后可以立即下床负重，有的患者可以早下地，但伤肢不能过早负重。

骨折患者早期能做哪些床上运动

骨折治疗以尽快恢复关节活动和肌肉力量、回归日常生活和恢复身体功能为目的。骨折常常累及邻近关节和肌肉，容易使关节挛缩、肌肉萎缩。为了避免引起相关功能障碍，应在允许的范围内，尽早行骨折邻近关节的运动、肌肉力量训练，这是骨折康复治疗的重点。

早期功能锻炼的时机

骨折经复位、固定后，早期阶段（骨折后1~2周内）应以患肢主动活动为主。

早期应该做什么运动

骨折患者早期应做骨折邻近肌肉收缩和关节活动方面的锻炼。肌肉收缩和关节活动能维持肌力和关节活动度，防止肌肉萎缩和关节粘连挛缩的发生，并通过肌肉收缩"泵"的作用改善末梢血液循环，有效防止血瘀，以此达到消除肿胀、预防下肢深静脉血栓形成的目的。

不同部位骨折早期运动方法

肩关节

对于肩部及上臂骨折，骨折整复、固定后为了保持肩关节稳定，使肩关节置于无张力状态，常采用三角巾及弹力绷带固定。

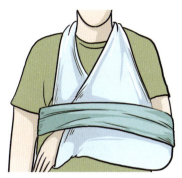

三角巾固定肩关节

(1) 邻近关节运动： 对于采用手术治疗的上肢骨折患者，术后当天即可鼓励患者进行握拳、伸指的主动运动，如捏健力圈等。手部的主动运动能改善上肢的血液循环，减轻局部肿胀。

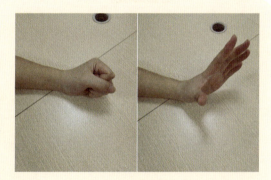

屈指伸指运动

对于采用三角巾固定的上臂骨折患者，在不影响骨折稳定的前提下，可进行适当的腕关节、肘关节屈伸练习，锻炼前臂肌肉、肱二头肌和肱三头肌。肩关节周围肌肉应做等长收缩。

(2) 肩颈部运动： 包括耸肩、颈部前屈、后伸、侧屈等。

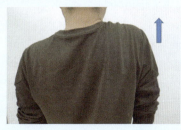

耸肩运动

(3) 解除三角巾固定后可以渐进性进行改善关节活动的练习。比如在肩关节保护状态下的前后左右摆动。

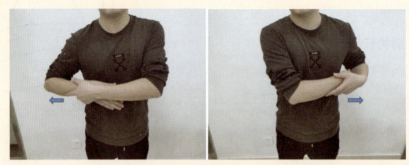

肩关节左右摆动

(4) 钟摆运动：患者站立位俯腰前倾，健侧手扶椅子，患侧上肢放松下垂，做小幅度顺时针、逆时针圆弧形甩肩部动作。

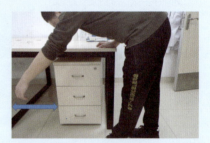

肩关节钟摆运动

(5) 被动前屈运动：患者采取仰卧位，用健侧手握住患侧手腕，缓慢向上方牵拉，使肩关节被动前屈上举。

(6) 被动外展、外旋、内旋运动：患者采取仰卧位，借助体操棒，利用健侧手做被动外展、外旋、内旋运动。

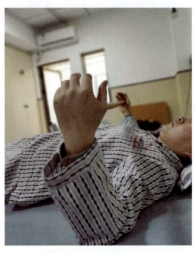

利用体操棒做被动运动

Part 3 骨折家庭康复很重要

(7) **内旋后伸运动：** 采取站立位，双手放置在腰背后侧，健侧手握住患侧手腕沿背部向上提拉患肢。

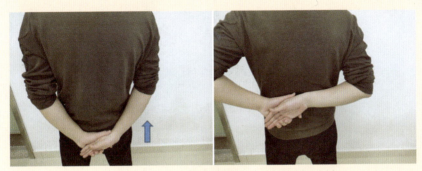

内旋后伸运动

> **小贴士**
> 关节活动度训练应循序渐进，活动过程中以无痛或有轻微疼痛为宜，切不可生硬粗暴。

肘关节

(1) 早期预防肘关节僵硬的方法是在外固定期间，活动肩、手指、掌指关节，做适当的腕关节屈伸活动，可促进上肢的淋巴回流，减轻肢体水肿。

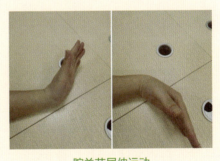

腕关节屈伸运动

(2) 固定拆除后，应循序渐进地进行肘关节活动练习。可将肘关节放置在桌上，做屈伸运动，运动量、运动强度、运动时间逐渐加大。如果练习过程中出现肿胀、疼痛，则应适当休息，并及时到医院就诊。

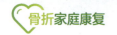

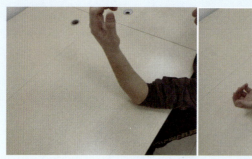

坐位下肘关节屈伸运动

> **小贴士**
> 肘关节的活动训练不可操之过急，主要以屈曲功能锻炼为主。

腕关节

(1) 腕关节骨折整复、固定后，可做握拳等手部运动，以减轻关节水肿和前臂肌群的萎缩与粘连。对肩关节、肘关节也应进行各方向的运动。

(2) 腕关节的活动包括屈伸、桡偏尺偏、环转运动。腕关节活动方法：腕关节屈伸、尺偏和桡偏、环转运动直至感觉腕部较紧张时，保持4~8秒，松弛2秒后，再重复3~5次，逐渐加大关节活动范围。

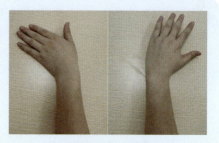

腕关节尺偏和桡偏

(3) 腕关节肌力训练。可双手对掌，相互推挤，利用健侧的阻力进行对抗练习，以增加腕关节屈肌的肌力。可将健侧手置于患侧手掌上施加阻力，进行腕关节背伸、尺偏和桡偏等肌力练习。

Part 3 骨折家庭康复很重要

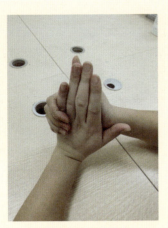
增加腕关节屈肌肌力

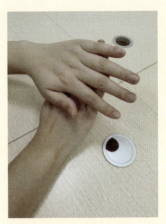
增加腕关节伸肌肌力

> **小贴士**
> 腕部骨折固定后易引起水肿,平时在日常生活中应注意不要让上肢下垂,同时也应注意训练前臂旋转功能。

髋关节

(1) 髋关节在制动期间: 只要不影响骨折的稳定,应尽早行股四头肌的等长收缩运动(大腿"紧绷—放松")、踝泵运动(下肢伸直状态下进行踝关节主动背伸运动)。这样可保持下肢的肌力,为负重做准备,踝关节运动可促进静脉回流,减轻患肢水肿,减少粘连的发生。

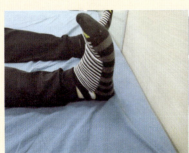
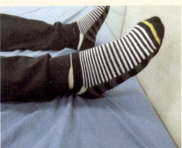
踝泵运动

(2) **髋关节活动度练习：** 在制动解除后，应在床上进行髋关节屈伸、内收及外展练习。可用上肢支撑身体缓慢坐起，双下肢伸直，整个过程中髋关节逐渐屈曲。也可在卧位状态下缓慢屈曲膝关节，至髋关节有紧张感时停留4~8秒，然后休息。运动过程中，避免髋关节内旋和外旋。

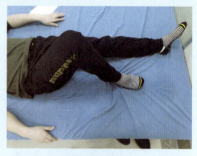

仰卧位屈髋屈膝

(3) **负重练习：** 对于类型和性质不同的骨折，早期负重的时机也不相同。比如对于不稳定骨折，术后早期应禁止负重。

膝关节

大腿和膝关节附近骨折易引起膝关节挛缩。早期应做以下运动训练。

(1) 股四头肌等长收缩、直腿抬高、侧抬腿、后抬腿、踝泵及膝关节持续被动运动。

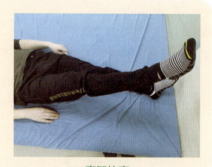

直腿抬高

(2) 不同部位负重时机不同。例如，对于稳定的股骨干骨折，术后2~3周可进行部分负重行走训练；对于股骨髁间骨折，可进行双拐下地不负重练习。

(3) **膝关节主动屈伸运动：** 患者坐在床边，进行膝关节主动屈伸运动。也可在仰卧位做足沿着墙面下滑训练，利用肢体的重力，缓慢下滑屈曲膝关节。也可以在俯卧位做足跟尽量靠近臀部的屈膝练习。

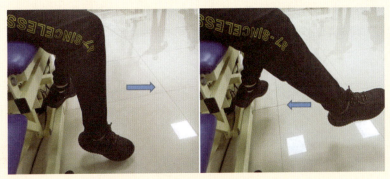

膝关节主动屈伸

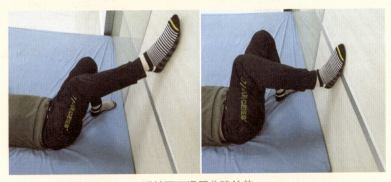

沿墙面下滑屈曲膝关节

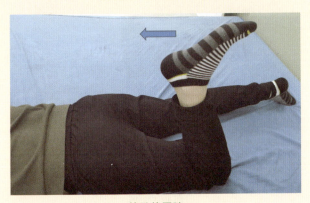

俯卧位屈膝

> **小贴士**
> 训练过程中如出现水肿，应抬高患肢，予冰敷消肿止痛。

踝关节

踝关节的功能障碍以背屈功能受限为主，踝关节背屈不足则影响步态以及日常的下蹲等动作。

(1) 踝关节活动训练： 外固定去除后，患肢在不负重的情况下可进行踝关节活动训练。包括踝关节背伸、跖屈、内翻、外翻运动、足趾活动。患者仰卧位，双下肢伸直进行收缩小腿前侧肌群，使足背伸；收缩小腿后侧肌群使足跖屈，持续4~8秒，然后休息。重复进行。

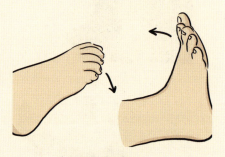

踝关节活动训练

(2) 预防跟腱挛缩，尽量取踝关节中立位： 在可活动的范围内，让足底顶住床尾，以防足下垂和挛缩，或穿戴踝足矫形器。

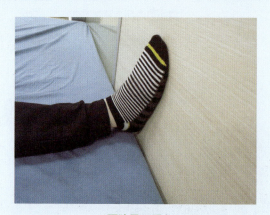

预防足下垂

骨折患者的肢体如何正确摆放

颈椎及胸腰椎骨折

颈椎手术后的体位应为卧位，头部两侧用沙袋固定，以防止颈椎左右转动。胸腰椎手术后早期应平卧于床上，避免躯干旋转。

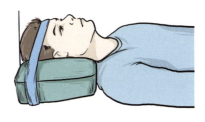

颈椎骨折卧位体位摆放

肩胛带及上臂骨折

肩部及上臂骨折手术后须保持肩关节稳定，用三角巾固定肩关节于内收内旋体位，以保持肩关节处于放松状态。仰卧位时应用三角垫将上肢抬高，以利于肢体肿胀的消除。

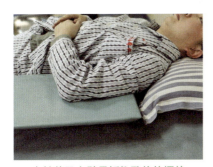

肩关节及上臂骨折仰卧体位摆放

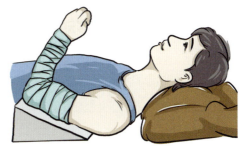

肘关节及前臂骨折体位摆放

肘关节及前臂骨折

手术后仰卧位时应在固定的肘关节下方垫三角形海绵软垫，以抬高肢体，在站立位时应利用前臂吊带将肘关节悬吊于胸前，限制肘关节的活动。

手部骨折

手部骨折手术后一般采取手功能位固定，即手轻松握球的姿势，腕背伸30°、拇指对掌位，食指及其他手指的关节处于轻微屈曲状态。

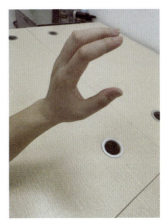

手的功能位

这样即使发生粘连也不至于对日常生活造成明显的影响。

髋部及大腿骨折

一般而言,手术后应让患侧髋关节处于中立位,膝关节轻度屈曲,下肢处于中立位并轻度外展、抬高下肢。

膝部骨折

膝关节是人体最复杂的关节,膝关节周围骨折一般采取伸膝并抬高患肢的体位,以预防膝关节屈曲挛缩。对于韧带损伤、髌骨脱位等类型的损伤,则应在膝关节轻微屈曲状态下抬高患肢。

小腿及足

小腿骨折一般使用软垫将足部抬起至高于膝部、踝关节处于0°位放置,避免使用过硬的物体以防压迫腓总神经,避免足下垂及跟腱缩短。

骨折后如何正确移动患肢

卧床期间患者进行正确的骨折肢体移动能有效预防压疮和失用综合征。对于不同性质、不同部位的骨折,有不同的移动方法,移动患肢过程中并不是单纯牵拉或抬动患肢。

骨盆骨折

骨盆骨折后在进行移动、翻身的过程中,要避免骨盆扭曲导致骨断端移位,损伤骨盆神经及血管,移动及翻身时应缓慢进行轴线翻身,同时应向健侧翻身。

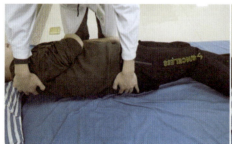
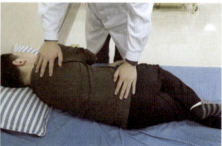

骨盆骨折后肢体的移动

上肢骨折

上肢骨折后患者应向健侧翻身及移动,使患肢在上。翻身过程中健侧上肢托着患肢,患侧的下肢屈曲支撑同时配合腰腹力量缓慢进行。翻身后患侧肢体放置在软垫上,有利于血液循环。

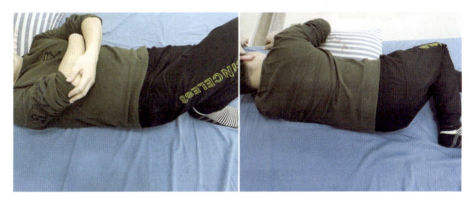

上肢骨折后肢体的移动

下肢骨折

下肢骨折后,患者床上移动时可用双侧上肢撑起身体,然后在托住患肢的状态下缓慢移动以避免肢体在床上摩擦,损伤皮肤。应向健侧翻身以免压迫骨折肢体,翻身过程中,两腿之间放枕头,使患肢保持适当外展,并利用双上肢以及腰腹力量,由他人拖住患侧下肢,随身体翻转同步转动患肢。

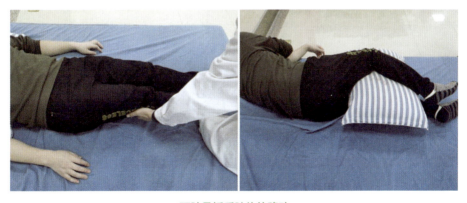

下肢骨折后肢体的移动

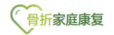

骨折多久才能愈合

骨折多久才能愈合是患者及其家属非常关心的问题，实际上骨折的愈合时间因人而异，且影响因素较多，其中个体因素的影响特别大，所以不同骨折患者、同一患者不同部位的骨折，其临床愈合时间大不相同。以下是成人各部位骨折达到临床愈合所需要的时间，仅供参考。

成人常见下肢骨折临床愈合时间参考表

骨折类型	愈合时间
股骨颈骨折	3~6个月
股骨粗隆间骨折	2~2.5个月
股骨干骨折	2~3个月
跖骨骨折	2~2.5个月
胫腓骨骨折	2~2.5个月
踝部骨折	1~1.5个月

如何解决骨折后排便困难和睡眠障碍的问题

排便困难

调节情绪，正确认识

(1) 骨折后长期卧床患者容易因排便困难问题而产生焦虑、抑郁等消极情绪，不利于症状的缓解，医护人员、照护者（尤其是家属）应做好患者的心理疏导，让患者科学全面认识骨折后易造成排便困难这一问题，让患者意识到主动抑制便意及负性情绪的危害，并指导患者缓解焦虑、抑郁情绪，从而增强患者的心理适应能力。

(2) 养成定时排便的习惯，有便意时应及时排便，不可有意控制便意，以免抑制排便反射；宜在每日早餐后排便，即使无便意也可坚持排便10~20分钟，这有利于通过胃—结肠反射建立排便习惯。

改善环境，便于排便

(1) 指导患者床上排便的正确体位，使其学会正确使用便盆进行排便。患者排便时设立相对独立的空间，并为其营造一个安静、隐蔽、舒适的排便环境，如可使用一些遮挡物帮助患者保护隐私。便后可打开窗户通风透气或使用芳香剂、除臭剂去除异味，避免因为异味影响排便。

(2) 患者排便时切记不要催促患者，否则易导致排便不净，使部分粪便滞留于肠道内。排便后要及时清理干净，保持会阴部清洁。

加强运动，促进排便

(1) **提肛运动：** 患者舌抵上腭，收缩肛门，吸气时提肛并憋气5秒，之后呼气，放松肛门，同时全身放松。做完整套动作为1组，反复训练，每日早晚各做1次，每次20组，每次10~15分钟。

(2) **腹部按摩：** 在餐后1小时缓慢进行腹部按摩，沿着大肠的走向，顺时针方向由右下腹至左下腹按摩，手法由轻到重，再由重到轻，促进肠蠕动，时间5~8分钟。

(3) **肛门牵张：** 食指或中指戴上指套，手指涂上石蜡油、橄榄油等润滑剂，缓慢插入肛门2~3厘米，紧贴肠壁做环形运动，轻柔扩张肛门外括约肌。每组2~3分钟，每次2~3组，早晚各1次。肛门牵张结束后可进行排便。

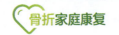

(4) 肢体运动： 指导患者在床上进行适当的翻身、坐卧转换及肢体功能锻炼，有利于促进胃肠蠕动、大便的排出和肢体功能的恢复。

饮食调整，利于通便

(1) 鼓励患者进食富含纤维素的食物，如蔬菜、水果、粗粮等，因食物纤维素具有较好的亲水性，能充分吸收水分，使食物残渣膨胀，形成润滑凝胶，刺激肠蠕动，加速残渣对直肠壁的刺激，加速粪便在肠道内移动，有助于维持肠道的正常功能。

(2) 骨折患者可适当多吃一些鱼类、蛋类、豆类、牛肉、瘦肉类食物，补充微量元素，提高胃肠推进功能，促进骨折愈合。

(3) 忌吃辛辣、生冷、刺激性食物，少吃甜食等易产气食物，以免加重肠内胀气，并戒烟戒酒。

(4) 合理安排进食时间，进食时应细嚼慢咽，避免因快速吞咽引发腹胀、消化不良等不适。同时，可适当增加一些钙质丰富、润肠通便的食物，如核桃拌蜂蜜、黄瓜柠檬汁、橘子汁等。

(5) 鼓励患者多饮水，多饮水能增加粪便的含水量，能有效预防肠道阻塞。每天晨起后先喝1杯白开水、淡盐水或蜂蜜水，每天饮水量不少于2000毫升，以润肠通便。

药物干预，指导排便

对经心理疏导、适度活动、腹部按摩及饮食干预后效果不明显的患者，可考虑进行药物干预。根据个体情况，在使用开塞露塞肛通便或口服大黄苏打片、麻仁丸等缓泻剂效果不佳时，可考虑应用刺激性泻药，必要时可考虑灌肠。

解决睡眠障碍问题

营造良好的睡眠环境

为患者营造一个良好的睡眠环境，保持实验室内清洁、安静、通风，减少外界噪音干扰，保持合适的温度和湿度，最佳温度为18～21℃，湿度为50%～60%，可在房间内放置一些有利于睡眠的植物香料，如薰衣草、丁香、沉香等。床铺应整洁、舒适、松软，夜间可开启光线柔和的墙壁灯，穿着柔软的睡衣，保持舒适睡姿。患者入睡后，家人应尽量减少打扰，去除可能引起患者不安的各种因素。

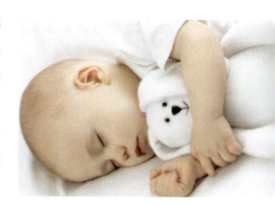

营造良好的睡眠环境

养成良好的睡眠习惯

养成规律的睡眠习惯，尽量按受伤前的睡眠时间进行，不宜过早或过晚入睡，睡前避免高强度的活动，晚餐要清淡，不宜过饱或过晚，忌饮浓茶和咖啡。睡前避免接受不良情绪，以免引起情绪波动；睡前可播放一些舒缓的轻音乐；可进行轻柔按摩，放松心情，促进睡眠。

保持良好的心理状态

骨折多为突发创伤性原因所致，因此会对患者造成一定的心理影响，家人应多与患者沟通，了解患者的想法并缓解其心理压力；耐心给患者讲解疾病的相关知识，介绍同类疾病的成功病例，使患者树立战胜疾病的信心，消除不良情绪。

正确服用催眠药物

如果睡眠障碍患者经过营造环境、生活调理、情绪管理后,效果仍不佳,可在医护人员指导下正确使用催眠药物以改善睡眠。要避免对催眠药物的错误理解,既不能长期依靠催眠药物助眠,也不能在严重失眠时不敢用催眠药物。

发生压疮应该怎么处理

骨折患者哪些部位容易形成压疮

骨折患者往往存在活动受限的情况,而且大多需要长时间卧床休养,卧床期间,局部组织长时间受压,导致身体受压部位极易发生压疮。压疮多发生于后枕部、骶尾部和足跟等肌肉层包裹较少、组织脂肪层较薄弱、骨骼隆起的部位。

压疮有哪些危害,骨折患者如何预防、处理压疮

压疮虽然是皮肤性损伤,但是一旦形成,将增加护理难度,给患者及家庭带来额外的负担,如果对压疮处理不当,还会使患者的病情加重,甚至引起并发症,不仅导致患者恢复时间延长,还会增加患者的痛苦,降低其生活质量,严重时甚至危及生命。骨折后由于患者肢体或躯干长时间制动,长期卧床后局部皮肤、组织受压,容易发生压疮。因此,骨折患者做好个人预防、自我护理就显得格外重要。

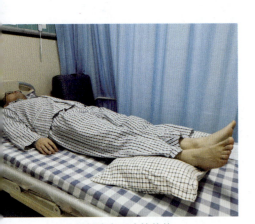

骨折患者正确的体位

保持床单平整干燥,采用正确的体位

患者的床垫、睡衣要做到按时更换,避免由于卫生方面的问题而造成感染。如果条件允许,可以选择睡软床(脊柱骨折患者除

外)、气垫床,以达到减压的效果。保暖时不要将热水袋、电热毯等取暖用物直接贴在皮肤表面,且温度不超过50℃,以免造成"低温烫伤"。

勤翻身,防止创面进一步损伤

一般最长2小时翻身一次,如果使用气垫床则每次翻身时间可适当放宽,夜间尽量在患者醒来时翻身,因为良好的睡眠有利于患者康复。翻身时动作轻柔,不要有拖、拉、拽的动作,坚持每次翻身时都仔细查看受压部位的皮肤情况,以便及时发现问题并处理。患者使用坐便器时要注意控制时间,不要过久,在床上使用便盆时要注意便盆边缘圆钝、无破损。

加强营养,提高皮肤抵抗力

营养不良是压疮发生、发展的重要因素之一,原则上给予高蛋白、高维生素、易消化的食物。

(1) 增加富含蛋白质的食物,如肉、鱼、蛋、牛奶、豆制品等。

(2) 维生素A、维生素C及矿物质等对伤口愈合有较好的作用。

(3) 多吃新鲜蔬菜、水果,多饮水、果汁等,促进肠蠕动,避免大便干燥。

(4) 多吃植物油,如豆油、菜籽油、芝麻油等,有利于改善便秘。

(5) 少食多餐,有利于消化吸收。

(6) 无法经口进食者,可鼻饲或静脉给予高营养液体,以维持全身营养状况。

(7) 若存在贫血则应在医护人员指导下纠正贫血。

创面的护理

压疮一旦形成,应根据疮面情况及时处理。

调整情绪，建立信心

(1) 部分患者由于长期卧床、生活不能自理，甚至大小便失控，心理压力大，容易出现情绪失控和焦虑，不配合护理及治疗，甚至出现抵触心理，应先给予心理疏导，帮助其调整情绪，避免消极抵抗。

(2) 帮助患者树立信心，以积极的态度面对疾病，多了解相关健康知识，充分认识压疮预防的重要性，建立战胜疾病的信心。

3 支具：帮你插上一双康复的翅膀

用小夹板固定治疗骨折能起到固定和复位的作用吗

小夹板固定治疗骨折是中医骨伤科治疗骨折的特色之一，在中医骨伤科中占有重要地位，它具有创伤小、痛苦少、费用低、恢复快等优势，充分体现了"简、便、效、廉"的优点，而且符合动静结合的骨折治疗原则，在临床中发挥着重要作用。

小夹板固定治疗骨折的原理是从肢体生理功能的要求出发，通过布带约束力、夹板弹性固定力、矫正骨折端成角畸形和侧方移位的效应力，以及肢体肌肉收缩活动时所产生的内在动力，在骨折断端形成生理性刺激，从而达到固定骨折部位、恢复肢体内部动力平衡的目的。小夹板固定治疗常用于肱骨、尺桡骨、胫腓骨、腕关节以及踝关节等部位的骨折。

打石膏对骨折康复有何帮助

骨折的发生会伴随各类并发症，包括骨不连、血管坏死、关节炎和错位畸形等。

确认发生骨折后，通常选择保守或手术治疗方式。石膏固定可稳定骨折断端并制动，促进骨折愈合，恢复整体解剖结构，进行有保护的早期康复治疗。石膏支具不仅可用于处理紧急情况下出现的肌肉骨骼损伤，还可以提供机械支撑以达到治疗作用。

对于需要采取手术治疗的骨折类型，石膏固定同样可以起到促进康复的作用，由于骨折发生后，患肢通常肿胀严重，石膏固定有助于患肢制动，减轻患肢肿胀，为手术争取有利的皮缘条件。早期对骨折端的石膏固定，可以减少骨折端刺破血管神经的概率，减轻患肢疼痛。术后有效的石膏固定同样可以减轻术区疼痛、保持患肢的功能位，促进骨折愈合，有助于早期的功能锻炼，防止关节僵硬，减少跟腱挛缩，避免后天性马蹄内翻足畸形等。

佩戴支具的注意事项

(1) 按照医嘱要求佩戴支具，否则将不能起到预期的效果。

(2) 应坚持佩戴，如有皮肤破损，以及出现严重不适者，应及时复查。

(3) 应按照规定时间返回医院复查，以免错过矫形的最佳时机。

(4) 采取支具辅助治疗的患者可能出现三种情况：①矫形效果好；②维持原状；③畸形进一步发展。第3种情况即畸形持续加重则通常需考虑手术治疗。

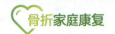

使用拐杖步行能促进骨折患者康复吗

常用助行器有腋杖、手肘杖和手杖,它们是辅助人体支撑体重、保持平衡和行走的工具。

何时选择腋杖步行

下肢骨折后,应当正确指导患者扶拐下床,以保证日常活动产生的应力经过骨骼断端并刺激骨痂生长,减少因应力保护引起的局部骨质疏松、骨强度下降及骨折愈合延缓。一般下肢骨折后下地时间需要考虑以下几个方面。

骨折类型

不稳定骨折、粉碎性骨折、短斜面骨折,一般下地时间略晚。

骨折部位

大腿骨折患者比胫腓骨骨折患者下地时间晚,而后者要比踝部骨折患者下地时间晚。

骨折对位情况

骨折复位对位良好,临床愈合快的患者可早期下地。如骨折对位不良,存在重叠畸形或成角畸形时,过早下地易导致畸形加重,影响骨折愈合。

骨痂生长情况

骨折部已有足够骨痂,骨折断端已相当稳定,在石膏固定下也不致移位时,可考虑下地活动。

使用腋杖的行走方法

双拐应用

(1) 不负重行走: 双拐同时移到两腿前方,然后提起健侧肢体移到两拐的前方,患肢跟进,再将两拐同时向前挪到健肢前方,如此反复。

不负重行走

Part 3 骨折家庭康复很重要

(2) **负重行走**：行走时，先将拐置于前方，然后提起患肢足跟后以健肢负重，在双手支撑体重时健足向前挪动一小步，再将双拐向前移动一段距离，如此反复。

负重行走

(3) **四点步**：适用于下肢不能完全负重，只能部分负重者，行走的方式是：左拐—右脚—右拐—左脚。

(4) **三点步**：适用于一只脚不能或只能部分负重的患者，这种步态是两侧拐杖和患肢先行，然后再行健肢。

四点步　　三点步

(5) **两点步**：适用于四点步应用熟练者，速度比四点步快且安全，因为同时只有两点在支撑体重。步态是右拐与左脚同时向前，然后左拐与右脚再向前。

(6) **摇摆步**：患肢接近康复期，熟练使用拐杖后常有的一种步态，先移动拐杖向前，再摇摆身体跟上，速度要快。

两点步　　摇摆步

(7) **上下楼梯的方法**：平地行走熟练后，再行上下楼梯。上楼梯的顺序是：健肢—患肢—双拐；下楼梯的顺序是：双拐—患肢—健肢。

单拐应用

单拐应用的原则是可以部分负重行走，单拐绝大部分置于健侧，这是因为：① 患肢骨折端刚达到临床骨折愈合的标准，不能完全负重，而让健肢借助单拐的力量支撑起全身的重量；② 纠正成角，小腿骨折、股骨骨折有轻度向外成角者，需先去掉患侧拐，可纠正和防止成角；③ 单拐置于健侧腋下与患肢前行，支撑面积增加，增强了稳定性。

弹力袜到底该不该穿

弹力袜是一种医用袜，其压力由脚踝向上而逐渐减小，能够收缩腿部肌肉从而对血管腔进行加压，有助于静脉血向心脏回流，并使下肢静脉血保持良好的循环，预防下肢静脉瘀血，改善患肢疼痛和肿胀等症状。因此，弹力袜对于骨折患者，特别是骨折手术后的患者，在促进下肢血液循环，预防下肢静脉血栓，缓解患者站立及步行训练时所出现的下肢发胀、发紫、酸痛等方面都有积极的作用。

Part 4 脊柱骨折的家庭康复

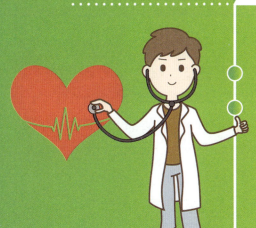

1. 脊柱骨折的危害及应对
2. 脊柱骨折的家庭康复方法

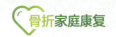

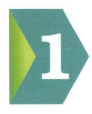 脊柱骨折的危害及应对

脊柱骨折约占人体所有骨折的6%，其中胸腰椎骨折最多见。外伤是造成脊柱骨折的常见原因，还有一些疾病，如骨质疏松、脊柱肿瘤等，也会造成脊柱骨折，称为病理性骨折。

脊柱骨折除了骨折本身引起的疼痛、活动受限外，还可能造成脊髓损伤及各种并发症，导致病情加重，严重影响患者的生活质量，给患者及其家庭带来极大痛苦和沉重的负担。

脊柱骨折患者需要卧床多久

脊柱骨折卧床的时间不能简单地一概而论，它与骨折的部位、程度、患者年龄和身体状况、治疗方案及有无并发症等有关。随着手术方法和手术材料的不断发展，脊柱骨折手术后的卧床时间越来越短。如骨质疏松性椎体压缩性骨折患者，行经皮椎体成形术后24小时即可佩戴腰部支具下床活动。因此，脊柱骨折手术后卧床休息的时间取决于手术的具体情况。

脊柱骨折患者如何正确使用脊柱保护支具

脊柱骨折患者需要在一定时间内佩戴支具进行外固定，以限制脊柱的运动，维持脊柱的稳定性，减轻承重，减轻局部疼痛，促进骨折愈合。

常用的脊柱骨折外固定支具

临床上应用于脊柱骨折的支具类型很多，颈椎骨折常用的支具有费城颈托、头颈胸矫形器、索米矫形器等，胸椎骨折常使用胸腰骶矫形器，腰椎骨折常使用腰骶矫形器或胸腰骶矫形器，骶尾椎骨折可使用软质腰骶矫形器。患者及护理人员必须掌握正确的支具佩戴与脱卸方法，以及佩戴支具后上下床的方法，这样才能避免造成脊柱再损伤，充分发挥支具的作用。

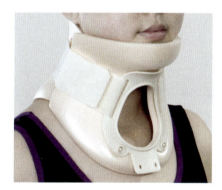

费城颈托

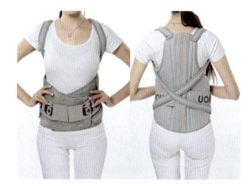

胸腰骶矫形器

佩戴与脱卸支具的方法

胸腰椎骨折支具

佩戴支具时，患者先侧卧位，将支具的后片放在患者的后背，再轴线翻身转为仰卧位，使身体正好置于后片支具内，然后再把前片支具置于胸腹部，将前片与后片相和，用固定带系紧。脱卸的顺序与佩戴相反，先平卧位，解开固定带，取下前片支具，再轴线翻身转为侧卧位，取下后片支具。

颈托

佩戴颈托时，患者先侧卧位，将颈托的后片放在患者的颈后，并居于中央，上缘靠近枕骨，下缘靠近双肩；再轴线翻身转为仰卧位，把颈托前片置于颈胸部，并使下颌置于前片的凹槽内，将前片边缘压于后片之上，调整好松紧后系紧魔术贴。脱卸的顺序与佩戴相反，患者先平卧位，解开固定带，取下前片颈托，再轴线翻身转为侧卧位，取下后片颈托。

脊柱骨折患者怎样正确地翻身和搬运

脊柱骨折患者正确翻身

脊柱骨折患者需要在一段时间内平卧在硬板床上休息，以确保脊柱能够保持平直，而长时间卧床会导致压疮。翻身是预防脊柱骨折患者发生压疮的重要措施，但如果翻身方法不正确，会导致内固定松脱等严重并发症，甚至造成二次损伤，如骨折发生移位、脊髓损伤加重等。因此，脊柱骨折的护理人员必须学会正确的翻身方法。

两人轴线翻身法

两人轴线翻身法适用于胸、腰段脊柱骨折的患者。2名护理人员在帮助患者翻身时，要保持胸腰段脊柱在同一轴线上，维持胸腰段脊柱的稳定性，避免因翻身方法不当加重神经损伤，具体方法如下。

(1) 两名护理人员站在同一侧，面向准备翻向的一边。

(2) 一名护理人员双手分别置于患者的肩部和腰部，另一护理人员把双手分别放在患者的腰部和臀部，两人同时帮助患者翻身，动作要一致，肩部、腰部、臀部保持同轴，脊柱不能有扭曲。

(3) 背部用枕头垫好，调整好头部枕头的位置。

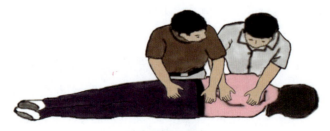

两人轴线翻身法

Part 4 脊柱骨折的家庭康复

三人轴线翻身法

适用于颈段骨折、高位脊髓损伤患者。3名护理人员在帮助患者翻身时，要保持患者颈、胸、腰段脊柱在同一轴线上，维持脊柱的稳定性，避免因翻身方法不当加重神经损伤，具体方法如下。

(1) 一名护理人员站在床头，用双手固定患者的头部和颈部，沿纵轴向上略加牵引；第二名护理人员双手分别置于患者的肩部和腰部；第三名护理人员双手分别放在患者的腰部和臀部。

(2) 三人同时帮助患者翻身，动作要一致，患者头部、颈部及躯干在同一轴线上，不能有扭曲。

(3) 患者背后用枕头垫好，调整好头部枕头的位置。

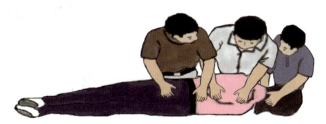

三人轴线翻身法

注意事项

(1) 在翻身前要对周围环境进行评估，如床是否会滑动，周围是否有物品阻挡。

(2) 禁止在床上拖拉患者。

(3) 翻身时一定要使患者头部、颈部、躯干及下肢处于同轴，绝不可以"扭麻花"式翻身。

(4) 翻身时，患者要保持腰背部挺直，背肌绷紧，犹如形成"内固定夹板"，但不可有扭转翻身动作。

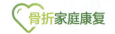

脊柱骨折患者的搬运方法

脊椎骨折患者如果搬运不当，如搀扶、背驮、怀抱、两人头脚搬抬等，会导致骨折移位或脊髓受伤，从而引起瘫痪等，加重残疾，给患者造成难以弥补的损伤；或护理人员搬运的方法不当，造成自身损伤，出现腰痛等。因此要掌握正确的搬运方法。

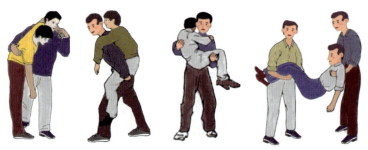

脊柱骨折患者不正确的搬运方法

搬运时，3人分别负责头部与胸部、腰部与臀部、大腿与小腿部，先将患者身体水平移到床边，然后3人同时抬起患者，要使颈椎与躯体保持同一水平。搬运的过程中要注意以下几点。

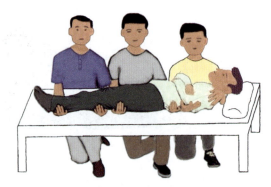

脊柱骨折患者正确的搬运方法

(1) 搬运过程中一定要使患者头部、颈部、躯干及下肢处于同轴，以免脊柱出现扭曲而受伤。

(2) 搬运时，搬运者要双腿分开，扩大支撑面，提高稳定性；尽可能将患者接近自己的身体来做升降动作；抬举时不要使用躯干的伸展力，而是用下肢的力量；移动时，重心由一腿移向另一腿。

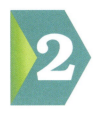

脊柱骨折的家庭康复方法

胸腰椎骨折脱位患者如何家庭康复

胸腰椎骨折脱位患者，早期除进行直肠、膀胱的管理外，还需进行血栓、压疮的预防（每1~2小时翻身1次、睡气垫床、穿弹力袜、每天进行四肢关节活动、按摩、气压治疗），肺部及泌尿系感染的预防（每天坐位和/或站立位不少于3次，每次不少于30~60分钟，拍背，咳嗽训练及呼吸训练，多饮水）。预防并发症可为患者训练提供良好的基础，做好预防的同时，我们建议给予以下几方面的康复训练。

体位适应性训练

佩戴胸围（胸腰围）进行站立训练及坐位适应，从30°、45°、60°逐渐增加到90°，期间需注意患者血压及血氧饱和度情况，避免出现直立性低血压及体位改变导致的其他不适。

截瘫肢体综合训练

上肢及下肢关节活动及肌力训练。

日常生活活动训练

手功能锻炼、平衡、步行及转移功能锻炼。

截瘫支具使用

长腿支具能帮助截瘫患者站立和行走，若患者条件允许，还可使用截瘫行走器，以帮助截瘫患者"重新行走"，提高其日常生活活动能力。

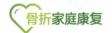

脊柱骨折合并脊髓及神经损伤的患者如何家庭康复

早期（卧床期）的康复方案

(1) 保持正常体位，防止压疮，可采用减压床或家用气垫等，坚持每2小时翻身、拍背1次。

(2) 加强呼吸训练，预防肺部感染，可采用胸部轻叩击和体位引流的方法。

(3) 关节保护和训练，防止挛缩，维持残存肌力。

(4) **膀胱和直肠训练：** 伴有神经源性膀胱患者，行膀胱容量及压力测试，若正常，应尽早拔除保留尿管（1~2周内），保证膀胱储尿在300~400毫升，以利于自主收缩功能的恢复；若膀胱容量小于正常，应予扩容药物改善容量；若膀胱压力大、膀胱壁平滑肌痉挛，可给予M胆碱受体阻滞剂、选择性 β_3 肾上腺素受体激动剂等改善痉挛。

(5) **心理治疗：** 包括极度压抑、忧郁和烦躁。必须耐心细致，同时尽量使用鼓励性语言。

恢复期的康复训练

(1) 直立适应性训练——约需1周时间，适应的时间长短与损伤平面及严重程度相关。

(2) 肌力训练和关节牵张——可采用功能性电刺激等训练肌力，牵张关节和肌肉是康复治疗过程中必须始终进行的项目。

(3) 坐位和平衡训练——正确的坐姿是进行转移、轮椅和步行训练的前提。

(4) 床——椅转移训练。

(5) 步态训练和轮椅训练。

脊柱骨折患者康复初期还需要注意什么

在康复初期，患者会感到不适应，可能需要有人辅助完成体位改变、床椅转移或者日常生活；多数患者在不断练习后，能逐渐适应环境和活动的改变，独立完成工作和生活。为了方便轮椅或者长腿支具的使用，适当的环境改造和支具改良是必要和需要的。在饮食方面，可适当补充维生素和纤维素，帮助患者排便；适当限制饮水，以帮助小便管理。对于患者来说，积极、乐观的心态对康复有着促进作用，所以家人、朋友给予适当的鼓励是很重要的。

Part 5 上肢骨折的家庭康复

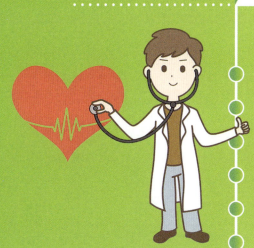

1. 肩关节骨折
2. 上臂骨折
3. 肘关节骨折
4. 前臂骨折
5. 腕关节骨折
6. 手部骨折

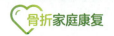

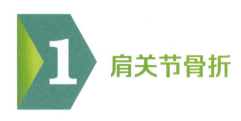

1 肩关节骨折

锁骨骨折后多长时间上肢可以运动

什么是锁骨骨折

锁骨骨折是最常见骨折之一，占成人全身骨折的2.2%。锁骨骨折主要发生在60岁以下人群（86.21%），总体的骨折高发年龄段为41～50岁，男性多于女性。锁骨骨折多为外伤所致，通常在摔倒时肩部与硬物高速撞击时发生。

锁骨骨折需要手术治疗吗

5岁的小欣在和小朋友玩耍时摔倒，看到孩子抱着手不敢动、痛哭不止，小欣的妈妈急忙把孩子送到医院。医生通过拍片检查，发现小欣的锁骨中段骨折并有成角畸形，小欣妈妈着急地问医生：孩子要做手术吗？做手术会留疤吗？这女孩子将来穿不了裙子该有多难受啊……最后医生让小欣的妈妈不要着急，小欣的情况不用手术，复位后用儿童锁骨带固定1个月左右就好了。听了医生的话小欣妈妈才从自责中看到了希望。

生活中常见的锁骨骨折多发生在锁骨中段，其次是锁骨远端和近端，锁骨近端骨折通常选择保守治疗。无明显移位的锁骨骨折常用保守治疗，采用8字绷带或锁骨固定带固定4～6周。对移位明显的患者采用手术治疗在功能恢复、骨折愈合方面大多优于保守治疗。

锁骨骨折后上肢运动的时机和方法

儿童锁骨骨折

儿童锁骨骨折，如果断端无明显移位时通常采用保守治疗（用锁骨带固定）。固定3周后，复查X线片无移位时就可以开始活动肩关节了。由于儿童主动锻炼意识不强，父母可以陪同孩子做一些抬手取物的趣味活动来帮助孩子打消畏惧心理，多数孩子都是好动的，只要敢活动了，无须特别指导，他们都是能恢复的，只是需要防止再次摔倒。

成人锁骨骨折

成人锁骨骨折就要区别是选择手术治疗还是选择保守治疗。

（1）保守治疗：通常在复位固定（如8字绷带固定）后，伤肢常采用撑腰动作固定，或前臂吊带交替固定4~6周，4周后可开始做助力下的肩关节上举、外展、旋转活动。7~8周可进行循序渐进的肩关节主动活动。3个月内禁止提拿重物（重量超过3千克为重物）。

（2）手术内固定治疗：手术后也常需前臂吊带固定4周，但在手术后就可行肘关节、腕关节的活动，手术后1~3周可进行助力肩关节上举、外展、旋转活动；手术后4周开始进行肩关节主动活动；3个月内禁止手提重物；3个月以后可以适当进行轻体力劳动，如扫地等家务劳动。

但是，在肩关节活动时，锁骨也会相应地活动，不当的活动会造成骨折断端出现异常剪切力，导致二次骨折、骨折畸形愈合、延迟愈合或不愈合。因此，锁骨骨折后上肢的活动不能太随意。

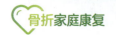

肱骨颈骨折后多久可以提重物

什么是肱骨颈骨折

肱骨颈包括肱骨外科颈及肱骨解剖颈。肱骨外科颈骨折在全身骨折中占4%~5%，各个年龄段均可出现，但以老年人多见，60岁以上的人群发病率约占70%，其中女性的发病率约占80%，明显高于男性。

肱骨颈骨折的治疗

对于无移位的稳定骨折，保守治疗是较好的选择，可以用肩带固定。对于有移位的骨折，可以采用手法复位，支具或石膏固定。不稳定骨折可采用手术切开复位内固定治疗。

肱骨颈骨折后什么时候开始提重物比较安全

(1) 对于保守治疗的患者，支具或石膏固定通常需要6~8周，去除外固定后可以开始功能锻炼，但不能马上提重物，需满3个月后经X线检查发现有骨痂生长时才可以逐步提东西，提东西的重量最好不要超过3千克。

(2) 对于手术治疗的患者，通常是采用比较坚固的钢板螺钉内固定或髓内钉内固定，可以在手术后就开始进行功能锻炼，手术后2周在肿痛减轻后可以适当提东西（≤1千克），4周后可以提少于3千克的物品。

"耸肩"练习

Part 5 上肢骨折的家庭康复

2 上臂骨折

为什么有的肱骨干骨折会导致手腕不能背伸

什么是肱骨干骨折

肱骨干骨折是指肱骨外科颈以下1~2厘米至肱骨髁上2厘米之间的骨折。流行病学研究显示，成人肱骨干骨折约占全身骨折的5%，男性多于女性。年轻患者多由交通事故、高处坠落、运动等高能量损伤所致，60岁以上的老年患者多由跌倒等低能量损伤导致。

肱骨干骨折的常见并发症——桡神经损伤

发生在肱骨中下1/3处的骨折，易有骨折端的挤压或挫伤合并桡神经损伤。桡神经损伤后，会引起相应的肌肉失神经支配，主要运动障碍是前臂伸肌瘫痪，出现腕关节呈垂腕状、不能背伸，拇指不能背伸，手背侧拇指、食指、中指桡侧半麻木等症状。

肱骨干骨折后肩吊带要用多久

肩吊带的作用

上肢骨折复位成功并固定后，经常会使用肩吊带协助固定上肢于功能位，这样做一方面是为了减少活动、适度固定，有利于骨折的愈合，另一方面是为了抗地心

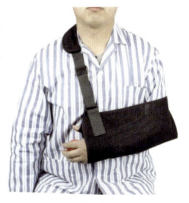

肩吊带

引力的作用。当人站立、行走时，上肢的重量会给骨折断端造成一个分离的牵拉力，不利于骨折愈合。

肱骨干骨折后肩吊带需要戴多久才适合

肩吊带需要戴多久？这取决于肱骨干骨折的固定方式及愈合情况。如果是夹板外固定，就需要使用2个月左右，经拍片检查发现有骨痂生长、比较稳定后才能去除外固定和肩吊带，开始进行功能锻炼。如果无明显骨痂生长、断端不稳定，还需要继续使用肩吊带。

如果是钢板或髓内钉内固定，因断端相对比较稳定，在局部炎性肿胀期过后即手术后2周就可以取下肩吊带进行功能锻炼。

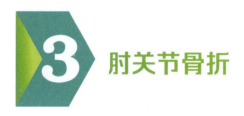

3 肘关节骨折

肘关节骨折后关节僵硬该怎么处理

李先生在参加公司举办的团队合作训练营活动中摔伤了右肘部，导致右侧尺骨鹰嘴骨折，采取手术治疗。做完手术后他就回老家养伤去了，常听人说伤筋动骨100天，他想静养3个月后就会好了，手术后半个月他觉得没什么异常，可1个月后他感觉肘关节越来越硬，自己活动后好一些，可第2天早上起床后肘关节又变硬了。2个月后他的右肘关节不能屈曲和伸直，就连吃饭、洗脸都没办法自己完成，这才赶回医院复查。医生告诉他他受伤的肘关节僵硬了，需要进行康复治疗才能好转。

Part 5 上肢骨折的家庭康复

肘关节受伤后为什么常常会僵硬

肘关节的正常活动范围是：屈伸，0°～150°；屈肘90°时前臂可旋前80°、旋后90°。肘关节骨折后常并发肘关节僵硬，主要跟以下因素有关。

创伤因素

肘部损伤通常是跌倒时肘部触地，往往造成肘部高能量暴力损伤。除了骨折外，常伴有关节周围韧带、关节囊、肌肉等软组织损伤，这些组织在损伤后期常伴有瘢痕形成及挛缩，从而引起关节僵硬。

肘关节的结构因素

肘关节是由肱尺关节、肱桡关节、上尺桡关节共同构成的。其中肱尺关节是个滑车关节，上尺桡关节是个球凹关节，肘部骨折基本上都是关节内骨折，骨折后常累及三个关节的运动。

术后制动因素

肘关节骨折手术后由于固定时间相对较长，长期制动会导致患肢静脉和淋巴回流不畅，关节周围组织中浆液纤维性渗出和纤维蛋白沉积，发生纤维粘连，并伴有关节囊和周围肌肉挛缩，导致关节活动障碍。

肘关节骨折后关节僵硬的防治

肘关节是上肢的中枢关节，上肢的各项功能活动都离不开肘关节的参与，特别是现代的工作、娱乐和生活都离不开手机、电脑，因此恢复正常的关节活动范围是最重要的康复目标。骨科手术的成功与否很大程度上取决于术后的康复锻炼，康复早期介入是防治肘关节僵硬的有效方法，术后3个月内是"黄金康复期"。如果持续6个月未见好转，则建议行手术松解治疗。手术在伤后6～10个月进行，对

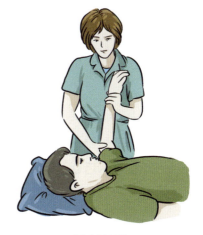

活动肘关节

恢复活动度效果较好。

肘关节骨折后关节僵硬的家庭锻炼方法

伤后或手术后 0~4 周

肘关节伤后或手术后，一般采用肘关节功能位石膏或支具固定 3~4 周。石膏或支具未拆除前，肘关节局部不能活动，以免造成新的损伤或影响骨折愈合。为避免整个上肢的功能下降过多，以及其他并发症的发生，应尽早活动相邻关节（肩关节、腕关节、掌指关节等），避免未受伤的关节因制动时间长而出现僵硬。

伤后或手术后 5~8 周

去除外固定后即可开始被动肘关节屈伸活动练习。

(1) **被动屈曲**：患肢上臂置于桌子上充分放松，健侧手握住患侧腕部，屈曲肘关节，在患侧疼痛可耐受的最大角度维持 15 秒，再放松 5 秒，完成整个过程为 1 组，循环训练，并逐渐增大屈曲角度。每次 30 组，每日 3 次。

肘关节被动屈曲训练

(2) **被动伸直**：健侧手放在患侧腕关节内侧，以肘关节为支点向下压腕部使肘关节伸直，在患侧疼痛可耐受的最大角度维持 15 秒，再放松 5 秒，如此循环，逐渐增大伸直角度。每次 30 组，每日 3 次。

肘关节被动伸直训练

每次屈伸动作结束后均应即刻予以冰敷 5~10 分钟，如平时有关节肿胀、疼痛、发热等不适的感觉，也可随时给予冰敷缓解。

伤后或手术后 9~12 周

持续牵引肘关节：健侧手握住患侧腕部，屈曲肘关节，在患侧疼痛可耐受的最大角度维持 5~10 分钟，当感觉肘部有松动后继续加大角度至疼痛可耐受时维持5~10分钟，每次20~30分钟，每日3次。

伤后或术后12周

在前面的基础上，可增加肘关节周围肌肉力量的训练。

(1) **屈肘肌群（肱二头肌）的肌力训练**：患者坐位或站立位，上臂下垂，手握哑铃（1~3千克），徐徐屈曲肘关节至最大角度，坚持5秒再回归到起始位。每次30~45组，隔日1次。

屈肘肌群的肌力训练

(2) **伸肘肌群（肱三头肌）的肌力训练**：患侧腿单腿跪位，上身轻度前倾，患肢上臂下垂，手握哑铃（1~3千克），先后伸展上臂保持不动，随后屈肘90°，再徐徐后伸肘关节，坚持5秒再回归起始位置。每次30~45组，隔日1次。

伸肘肌群的肌力训练

(3) **前臂旋转训练**：肘关节屈曲90°，手握哑铃（1~3千克），徐徐旋前、旋后至最大角度，坚持5秒再回归到起始位置。每次30~45组，隔日1次。

前臂旋转训练

以上是家庭锻炼的方法，建议在康复从业人员的指导下训练，如果效果不佳，建议尽早到医院接受康复治疗。

肘关节骨折后为什么会发生骨化性肌炎

骨化性肌炎是怎么回事

骨化性肌炎是一种常发生于骨旁软组织的孤立性、非进行性、良性骨化性病变。目前对其病因及发病机制尚不十分清楚，因病因不同可将其分为进

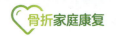

行性骨化性肌炎和创伤性骨化性肌炎。

进行性骨化性肌炎

进行性骨化性肌炎多见于有代谢性疾病的儿童。表现为广泛的肌肉向骨组织转化,全身的骨骼肌受累,是一种非常罕见的遗传性疾病。

创伤性骨化性肌炎

创伤性骨化性肌炎多发生于急性或慢性损伤后,目前广泛认为血肿是疾病发展的促发因素。外伤后形成的血肿及后续外伤引起少量骨碎片进入相邻的肌肉组织内,均可引起骨形成蛋白的释放,进而引起血管外周间质细胞增生,最终形成有继发性骨形成的肿块。

该病变常发生在骨表面有较广泛附着点的肌肉附近,肘部和膝部为好发部位,它给关节功能带来极大的影响。主要临床表现为局部肿胀、压痛明显、肤温升高、关节活动受限。

发生了骨化性肌炎该动还是不动?如何防治

许多肘部骨折患者听说有骨化性肌炎后都非常担忧,多数医生会建议患者制动,不能再锻炼了。但几个月不活动,即使骨化性肌炎好了,肘关节功能却丢失了。那该怎么办呢?

(1) 要分清骨化性肌炎发生的位置是否会对关节活动造成影响。通过X线或CT、MRI检查可以了解具体的位置。

(2) 制动是必要的防治措施,但不是绝对不动,可以在无痛状态下主动屈伸、旋转肘关节,只是不能强扳或粗暴地按摩肘部,活动后冰敷,不要热敷。

(3) 早期必要时可口服消炎镇痛药，强烈建议患者接受规范治疗以预防异位骨化的发生。

(4) 经保守治疗6个月，功能无明显改善时可考虑手术切除。

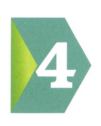

4 前臂骨折

前臂双骨折什么时候能旋转手臂

什么是前臂双骨折

前臂双骨折是指桡尺骨骨干双骨折。常因直接暴力作用于前臂，或因跌倒时手撑地，作用于腕部的力传导至桡骨并经骨间膜传导至尺骨，或因前臂卷入机器中造成尺桡骨骨折。儿童发病率较高，占儿童全身骨折的3%~6%。为全身最常见的较复杂且难治疗的骨折。

前臂双骨折的治疗方法

儿童无移位骨折、轻度移位骨折适合闭合复位保守治疗。成年人由于前臂近端肌群力量和骨间膜紧张度的影响，往往难以复位，但一旦复位成功则稳定性较好。手法闭合复位不成功的患者常需手术切开复位内固定治疗。

什么时候可以旋转手臂

前臂双骨折后，由于创伤的情况有轻重之别，治疗方案有保守治疗和手术治疗。内固定方式各有优缺点，因此前臂的旋转活动需要因人而异。

前臂骨折家庭康复应该如何训练上肢

前臂骨折后功能锻炼通常持续较长时间,家庭锻炼是非常必要的,但需要循序渐进,而且要区别是儿童还是成年人、是保守治疗还是手术治疗。因固定方式不同,骨折端稳定性差别大,极易出现断端移位,早期家庭训练一定不要过激。

夹板及石膏外固定

在骨折复位、固定后4周内

(1) 可做前臂肌肉的等长收缩练习(握拳练习),在前臂中立位做握拳练习,每次100~200组,每日3次。

握拳练习

(2) 患侧肩关节被动上举、外展、扩胸等运动,做完上举、外展、扩胸三个动作为1组,每次20~50组,每日3次。

主动屈伸肘关节

在5~7周内

去除夹板或石膏外固定后,在前面的基础上增加肘关节主动屈伸活动训练,主动屈伸腕关节,每次100~200组,每日3次。

在8~12周

在前面的基础上,可逐步在无痛的情况下行前臂旋转练习:屈肘90°握拳,拇指竖直,做旋前、旋后练习,每次100~200组,每日3次。

在13~16周

在前面的基础上,可逐步在无痛的情况下行前臂屈伸腕、肘及旋转协调练习:双手伸直在胸前并拢,由远到近做双手合十练习。

主动屈伸腕关节

屈肘90°旋前、旋后练习

屈伸腕、肘及旋转协调练习

在17周后

X线检查发现断端愈合、内固定无松动的情况下可行前臂旋转抗阻练习。

前臂旋后抗阻训练　前臂旋前抗阻训练

接骨钢板内固定

接骨钢板内固定者骨折处能获得较强的即时稳定性，因而允许较早地进行运动治疗。其缺点是骨折处骨膜剥离较多，有碍骨折愈合，骨折延迟愈合或不愈合，部分患者因接骨板反复承受负荷，可造成接骨板断裂。

在骨折复位、固定后1~2周内

(1) 可做前臂肌肉的等长收缩练习，在前臂中立位做握拳练习，每次100~200组，每日3次。

(2) 患侧肩关节被动上举、外展、扩胸等运动，做完上举、外展、扩胸三个动作为1组，每次20~50组，每日3次。

在3~5周内

在前面的基础上增加主动屈伸腕关节、肘关节活动训练，每次100~200组，每日3次。

在6~12周内

在前面的基础上，可逐步在无痛的情况下行前臂旋转练习：屈肘90°，握拳，拇指竖直，做旋前、旋后练习，每次100~200组，每日3次。

在13~16周

在前面的基础上，可逐步在无痛的情况下行前臂屈伸腕、肘及旋转协调练习：双手伸直在胸前并拢，由远到近做双手合十练习。

在17周后

X线检查发现断端愈合、内固定无松动的情况下可行前臂旋转抗阻练习。

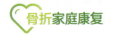

传统髓内针固定

克氏针或弹性髓内针内固定者对抗前臂旋转强度较弱，早期不宜做前臂旋转运动。训练方法跟非手术治疗的患者类似，术后4周内应避免前臂旋转运动。

尺桡骨骨折愈合不好怎么办

(1) 定期复查X线，早发现、早预防。

(2) 对固定不稳或有松动迹象者，要尽早采取加强固定的方法，必要时停止功能锻炼。

(3) 具有活血化瘀、和营止痛、接骨续筋、补益肝肾、补气养血、补脾养胃的中药对促进骨折愈合有明显疗效，可依照中医骨伤的三期辨证用药原则，在中医师的指导下合理应用。

(4) 合理补充蛋白质、热量和营养素，补充维生素C、维生素D、钙剂对有骨代谢性疾病如骨质疏松患者有积极的作用。

(5) 大剂量使用激素可抑制生骨形成，消炎止痛药如吲哚美辛、抗凝药如华法林、肝素等都会对骨折愈合产生不利的影响，需要慎用。

(6) 早期采用物理治疗，如脉冲电磁场治疗可促进骨痂生长。在3个月时发现骨痂生长不理想，可采用聚焦式和放散式冲击波交替治疗。

(7) 对手术后9个月骨折不愈合的患者，需尽早再行手术治疗，选择更坚强的内固定和有效的自体髂骨植骨融合方式是保证二次手术成功的关键。

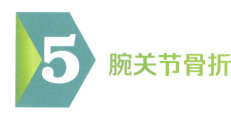

5 腕关节骨折

腕关节骨折多久可以运动

腕关节骨折包括哪些

腕关节骨折以桡骨远端、舟骨、月骨骨折最为常见。

腕关节骨折后的运动时机和方法

腕关节骨折后，什么时候开始运动需要根据具体情况而定。保守治疗的患者需晚一点，因为还打着石膏呢，动不了，只有等拆除石膏或夹板固定后才能开始运动，但在固定后，相邻的其他关节，如手指、肘、肩关节是可以尽早活动的。有手术内固定、稳定性好的患者可以早些开始运动。早到什么时间呢？其实不要纠结时间的问题，更重要的是方法问题。

第一阶段

术后第1天到第2周，局部肿胀明显，且骨折不稳定，应注意保护患肢。手术治疗者需保持伤口干燥、清洁，避免伤口感染。本阶段运动康复的主要目的是消肿、预防相邻关节发生粘连。

(1) 肩、肘关节主动活动： 桡骨远端骨折保守治疗和手术治疗者均可开始进行肩关节的主动前屈、后伸和外展、内收活动，以及肘关节的主动屈伸活动，但不能做前臂的旋转活动，各关节活动每次10~20组，每日3次。

(2) 手指关节主动活动： 保守治疗或手术治疗者可开始进行握拳或半握拳—放松活动，也可逐个屈伸手指，以滑动肌腱，防止或减轻手指肌腱粘连。舟骨骨折保守或手术治疗者可开始对第2~5指指关节进行主动屈伸活动。

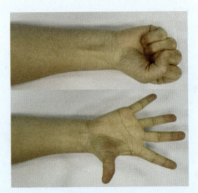

握拳—放松活动

第二阶段

第3~4周，局部肿胀较之前有所消退，骨折仍不稳定，不能有效抵抗负荷和剪切力，仍需注意保护，避免产生疼痛。

第三阶段

第5~8周，可见骨痂生长，骨折较之前稳定，但不能承受较大负荷及剪切力，运动训练时应尽量避免产生疼痛。本阶段运动的目的是增加关节活动范围和增强肌力，恢复肌肉的协调性。

第四阶段

第9~12周，骨痂生长明显，骨折线基本消失，可承受较大负荷和剪切力。此阶段运动的主要目的是恢复关节正常活动范围、肌力和耐力，参与日常生活活动。

Part 5 上肢骨折的家庭康复

(1) **祈求式伸展活动：** 借助健侧手掌面的力量，持续按压患侧手掌30~60秒，然后被动背伸患侧腕关节，以改善患侧腕关节背伸的活动度。完整地做按压、背伸动作为1组，每次20~50组，每日3次。

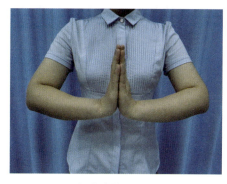

祈求式伸展活动

(2) **腕关节被动屈曲活动：** 健侧手掌握持患侧手腕部背面，被动屈曲患侧腕关节，持续按压30~60秒，以改善患侧腕关节屈曲活动度。每次20~50组，每日3次。

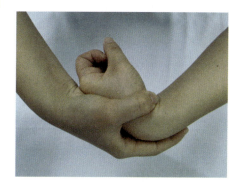

腕关节被动屈曲活动

(3) **前臂旋转训练：** 健侧手抓握毛巾一端，患侧手抓握毛巾另一端，两手及前臂同时往相反方向扭转毛巾，以健侧手前臂的旋转力量带动患侧手前臂旋转10~20秒。每次20~50组，每日3次。

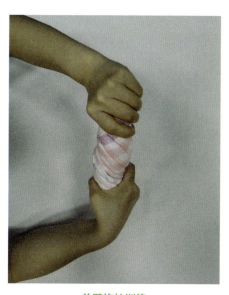

前臂旋转训练

(4) 腕屈伸抗阻运动： 患肢放于桌面，手掌心朝上，超出桌边缘外悬空，手持哑铃（1~3千克）做主动屈腕、背伸训练。每次30~45组，每天2次。

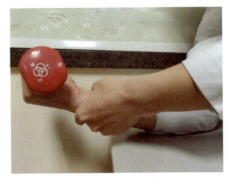

腕屈伸抗阻运动

(5) 尺偏和桡偏抗阻运动： 患肢放于桌面，大拇指朝上，手腕超出桌边缘外悬空，手持哑铃（1千克）做主动尺偏和桡偏动作。每次30~45组，每天2次。

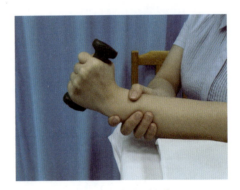

尺偏和桡偏抗阻运动

6 手部骨折

手掌骨骨折手术后局部肿痛怎么办

手掌骨骨折手术后局部肿痛可采用PRICE（protection，rest，ice，compression，elevation）治疗方法，即保护患肢、局部制动、冷敷、加压包扎和抬高。具体方法如下。

保护患肢，局部制动

早中期防止骨折移位，避免过度活动和按摩骨折处，从而加重肿痛的症状。

冷敷

用冰袋冷敷肿痛部位，可以起到较好的消肿镇痛的效果，炎性肿胀期可每隔3～4小时冷敷1次，每次10～15分钟，之后根据肿痛情况调整次数。

加压包扎

可用弹力绷带轻度加压包扎肿胀部位，每天1次，每次持续4～12小时。加压包扎要把握好松紧度，包扎过程中注意观察手指有没有出现发冷、皮肤颜色变紫、疼痛等症状，如果出现上述症状，应马上解开包扎绷带，防止发生局部组织缺血坏死。

抬高患肢

间断将患手搭于对侧肩上，或用三角巾将患肢固定为搭肩姿势，每次30分钟，每日3～5次。

另外还可主动活动肩、肘、腕关节，改善循环，帮助减轻肿胀症状。若肿痛明显，影响睡眠，应在医生的指导下选用非甾体抗炎药、镇痛药对症治疗。

指骨骨折非手术治疗后多久可以开始活动手指

手指动不了，还能玩手机吗

十指活动正常对我们来说是非常重要的，我们的生活、工作、娱乐、运动等都离不开手指的精细动作，特别是在当今社会（可以说离得开老婆一日，离不开手机一时，手指动不了，看着手机就只能蒙圈了）。因此手指骨折后要尽早开始功能锻炼，避免关节粘连、僵硬等并发症的出现。

指骨骨折非手术治疗后怎样进行康复锻炼

对于指骨骨折非手术治疗的患者，常采用的方法为经复位后支具固定或

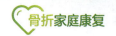

功能位包扎固定，固定后即可开始相邻手指的被动活动，预防相邻手指功能活动受限。对患指早期可采用PRICE治疗方法，减轻患指肿痛，通常固定4周后就可以去除固定开始活动，手指功能锻炼方法如下（以中指中节骨折为例）。

伤后5~6周

可开始进行患指邻近关节的被动屈伸活动。

(1) **掌指关节被动屈伸活动：** 用健手拇指、食指捏住患指近节前后面，做被动屈、伸掌指关节活动，缓慢屈伸。每次20~50组，每日3~5次。

(2) **指间关节被动屈伸活动：** 健侧手拇指指面与中指捏住中节指骨固定断端，食指按压患指末节做被动屈伸活动，缓慢屈伸。每次20~50组，每日3~5次。

(3) **被动牵伸手指屈伸肌腱活动：** 患指放松，健侧手拇指放在患指指端，食指、环指分别放在患指中节、近节指背面，依次被动屈曲掌指关节——中节关节——末节关节；再依次背伸末节关节——中节关节——掌指关节，如此反复牵伸至最紧位置，以微痛为度。每次10组，每日3~5次。

伤后7~8周

此期可在以上基础上开始进行主动抓握手指练习。

伤后9~12周

持续以上练习，训练强度可加大，以不痛为度，并可开始进行写字、打字、吃饭、穿衣、洗漱、玩手机等日常生活活动。

> **提醒**
> 手指关节周围韧带、肌腱多，肌肉少，活动频繁或暴力扳压容易引起局部肿胀加重，影响功能康复，所以早期每次活动后均需局部冷敷以预防肿胀。

Part 6 下肢骨折的家庭康复

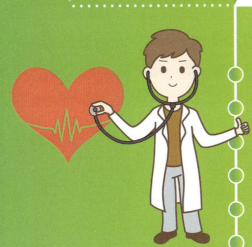

1. 骨盆骨折
2. 髋部骨折
3. 大腿骨折
4. 膝关节骨折
5. 小腿骨折
6. 足踝部骨折

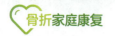

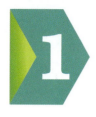 # 骨盆骨折

骨盆骨折患者需要卧床多久

骨盆是脊柱与下肢之间的桥梁。身体（躯干）的重量通过骨盆传到下肢，下肢的震荡也通过骨盆上达脊柱，骨盆是人体中一个很重要的部位。

骨盆不仅是一个骨性的结构，骨盆腔还包含很多东西，如女性的子宫、膀胱、直肠等，另外还有一些重要的大血管和神经经过。骨盆对盆腔内脏器、神经、血管等都具有保护作用，人体无论是站着还是坐着，骨盆都支撑着盆腔内的脏器，使得这些器官免受损伤。

骨盆骨折患者为什么要尽早进行康复锻炼和下床活动呢

骨盆骨折患者，根据骨折类型不同，分别采取非手术治疗和手术治疗。但是，不管是哪种治疗方法，都是为康复创造条件的。为什么骨盆骨折患者早期卧床的时候，不能忽视早期康复锻炼呢？

骨盆骨折患者早期卧床的好处有哪些

(1) 有助于减轻骨盆骨折损伤部位的疼痛和肿胀，促进损伤组织的修复。

(2) 减少继发损伤的危险。　(3) 减少患者体内的能量消耗。

骨盆骨折患者卧床带来的不良影响有哪些

卧床制动可以使身体肌肉、骨骼等器官出现失用现象，会发生较多并发症，使病情更加复杂。骨盆骨折患者卧床期间，早期进行正确的康复锻炼和尽早下床活动，能够避免或减少对各系统的不良影响。

卧床对各系统的不良影响

身体各系统	不良影响
心血管系统	心脏射血能力下降、心率增快、血压下降
呼吸系统	降低呼吸能力，容易发生坠积性肺炎，出现呼吸困难
消化系统	消化能力下降，容易发生大便干燥、便秘，导致排便困难
泌尿系统	形成泌尿系结石或引起感染
骨骼肌肉系统	肌肉弹性变差，出现肌力下降和肌肉萎缩、骨质疏松
免疫系统	免疫力下降
精神系统	可出现幻觉和注意力及定向力障碍，可有焦虑、抑郁等反应

骨盆骨折后患者应怎样进行康复锻炼？需卧床多久

根据骨折的类型和患者的具体情况，可以选择手术治疗或保守治疗，骨折以后的康复也要根据不同的情况进行不同的选择。因此，卧床时间也不能一概而论。骨盆骨折完全恢复一般需要6个月，通常情况下，建议卧床3~4周。

我们可以将骨折后的康复分为早期、中期和后期康复，每个阶段的康复有不同的要求，需循序渐进，并定期经医生复查骨折愈合情况后方可进行。

早期康复

早期康复通常在伤后2周以内。目的是促进下肢血液循环、消除水肿。这个阶段患者不能做大幅度和大范围的活动，应以不引起疼痛或微痛为度。可在床上进行下肢肌肉等长收缩及踝关节屈伸活动。

中期康复

伤后2周至骨折的临床愈合，这个阶段称为中期康复。需6~12周的时间，目的是减少关节粘连、防止肌肉萎缩、促进骨折愈合。这个阶段开始就可以逐步起床，从部分负重过渡到正常负重。对于骨盆稳定骨折，一般

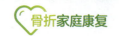

在伤后3周左右，骨盆的局部已经初步有纤维连接，扶拐下地活动不会发生再骨折。如果是不稳定骨折，床上康复训练可延迟1周进行，解除骨牵引后（6~8周）可及时离床扶拐行走，伤后12周可逐渐弃拐负重行走。

后期康复

骨折临床愈合后的锻炼为后期康复。目的是恢复关节活动、增加肌力。下肢关节活动强度可加大，可较长时间行走及做下蹲运动，锻炼下肢肌力和恢复关节活动。

骨盆骨折患者除了进行针对骨折的康复训练外，还需要进行什么项目

(1) 扩胸锻炼： 骨盆骨折患者长期卧床，肺活量减少，肺呼吸功能障碍，容易发生坠积性肺炎。应鼓励患者每日进行上肢扩胸运动、深呼吸、咳嗽咳痰。定时给患者翻身叩背，可有效避免肺部感染。

(2) 肠功能锻炼： 对于采用腹带进行包裹式的骨盆带治疗患者，应指导其进行腹式深呼吸，并做提肛运动，用手在腹部脐周围做环形按摩，以促进肠蠕动；同时，鼓励患者多饮水、多吃富含纤维素的蔬菜和水果等。

(3) 排尿排便指导： 骨盆骨折急性期时疼痛较明显，患者多不敢排尿、排便，放置便盆较困难。故每次放置便盆时，应指导家属将床头稍摇高，将臀部托起后再放置便盆，可减轻患者排便、排尿疼痛，且患者容易接受。

(4) 心理疏导： 骨盆骨折的患者心理压力较大，害怕自己不能恢复正常。医护工作者、家属和社区人员应关心、体贴患者，多与患者沟通，使其尽快接受病情并积极配合治疗与康复训练。

(5) 皮肤护理： 由于患者卧床时间较长，局部受压后血液循环不畅，易出现压疮，应学会给患者定时翻身、局部按摩。

骨盆带有什么作用

什么是骨盆带

骨盆带也称骨盆矫正带。由于佩戴在人体两侧胯部，也叫收胯带。是利用一种物理方法矫正骨盆异常生物力学结构和缓解疼痛等临床症状的辅助器具。

骨盆带的作用是什么

骨盆带佩戴于患者两侧胯部，不仅使患者的骨盆异常生理结构得以矫正，同时可以起到显著的固定骨盆和保护盆腔脏器的作用。对于骨盆骨折患者，不管是非手术治疗还是手术内固定治疗，对患者进行护理时，如果不借助骨盆带帮助患者翻身、移动，则较难完成。如果患者不配合，会增加护理的难度。

应用骨盆带主要是防止骨折移位、保护骨折断端和盆腔脏器、促进骨折愈合；同时固定骨盆有利于患者进行早期康复锻炼和生活护理，以及缓解疼痛。

目前改良的骨盆带有哪些

因为传统的骨盆带会限制患者翻身，这样容易导致压疮等并发症，而且不利于二便的护理，所以医务工作者对传统的骨盆带进行了改良。

充气式骨盆带对骨盆骨折患者初期有稳定和压迫止血的作用。其为非侵入性的用具，可以避免感染，大小可以调节，骶部开放，有利于二便护理，定期充气放气可减少压疮的产生。并且，对于家庭康复的患者，其操作简单，便于掌握。

另外，还有将传统骨盆带改为由带体和托垫构成，加用魔术贴固定的骨盆带，可以弥补固定骨盆时容易出现的滑动现象，使用十分方便，可减少压疮以及排便困难等情况的发生。

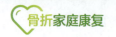

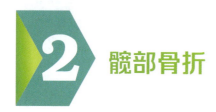

股骨颈骨折髋关节置换手术后多久可以起床

股骨颈骨折需要多久愈合

股骨颈骨折愈合较慢,成人平均5~6个月。临床上判断愈合与否通常是骨折后不少于1年。骨折不愈合的原因很多,除骨折本身的原因,如骨折部位、骨折类型、移位程度、复位好坏、影响血管损伤情况、内固定是否牢靠、术后护理是否恰当等因素外,患者全身状况、有无慢性疾病等亦影响骨折愈合。

人工髋关节置换术

随着人工髋关节置换术的不断发展和广泛应用,越来越多股骨颈骨折患者接受了髋关节置换,将自己原来"坏"的股骨头或髋关节换成了新的人工关节。有的患者认为换了新关节就可以高枕无忧了,不注重对新关节的保护;而有的患者则是对新关节过度注意,做什么都小心翼翼,生怕给用坏了。如果不能下地活动,失去正常的生活自理能力,长期卧床可引起压疮、肺炎、痴呆、泌尿系感染、心脑血管疾病、精神紊乱等并发症,这是造成高龄股骨颈骨折患者死亡的主要原因。人工髋关节置换术后我们应该怎么做才合适呢?

人工髋关节置换术后的康复训练应该遵循科学性、全面性、个体化、循序渐进的原则,良好的康复训练可以增强关节周围肌力,改善关节活动度及关节功能,促进患者恢复体力,恢复日常生活活动能力。因此,康复训练质量的好坏,直接影响到手术的成败,老年人术后并发症也可通过系统的康复训练得到有效预防。

股骨粗隆间骨折需要做髋关节置换术吗

什么是股骨粗隆间骨折，哪些人容易发生

粗隆间即转子间，是股骨颈体之间的部分。股骨粗隆间骨折系指股骨颈基底至小粗隆水平之间的骨折。是髋部的常见骨折，也是老年人因骨质疏松导致的多发骨折之一。

股骨粗隆间骨折多发生于65岁以上的老年人。老年人骨质疏松，肢体活动不灵活，轻微外力就会造成骨折。随着社会人口老龄化、人均寿命的延长、骨质疏松人数的增加，股骨粗隆间骨折的发生率呈明显上升的趋势，股骨粗隆间骨折已成为一个影响老年人的生活质量、增加社会负担的公共问题。

股骨粗隆间骨折需要做髋关节置换术吗

采用人工股骨头置换术治疗老年人股骨粗隆间不稳定骨折，能使患者早期下地负重行走，缩短卧床时间，从而有利于恢复患肢的功能，改善患者的生活质量等，但人工关节置换术创伤大，不利于老年患者恢复，有些并发症，如感染，是灾难性的。目前人工关节置换术主要应用于严重的粉碎性骨折合并严重骨质疏松的不稳定骨折患者。

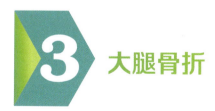

大腿骨折

股骨又称大腿骨。是人体四肢骨中最长、最粗、最坚硬的管状骨。股骨干骨折是常见的骨折之一，约占全身骨折的6%以及四肢骨折的18.87%。

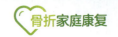

股骨干骨折患者在外伤后多呈现伤腿肿胀、疼痛、短缩、不能站立、不能行走等症状。临床上根据患者的年龄、全身状况、骨折情况、有无其他组织损伤（神经、血管损伤）等采取适当的治疗措施，主要有手术治疗（内固定术）和非手术治疗（主要是骨牵引）。

股骨干骨折后足背抬不起来怎么办

正确摆放患侧下肢

患者平躺于床上时，需使足尖向上，踝关节呈90°，可以通过在床尾放置软垫或软枕来辅助体位摆放。建议患者每2小时变换1次体位，以缓解足跟部皮肤的压力，而踝关节需继续保持90°。陪护者在帮助患者转换体位时不要拖拽其下肢，以免足跟部皮肤与床单发生摩擦。

为了促进血液回流，尤其是患者下肢长时间下垂后，可将患侧下肢适当垫高，不能悬空膝关节。不要将过厚、过重的被子盖在患侧足部，防止踝关节受压后长期处于足下垂状态。

家用低频治疗仪（主要是神经肌肉电刺激仪）

可选择合适的低频治疗仪。使用时，电极片通常放置于小腿前外侧胫前肌处，治疗频率为每天1~2次，每次20~30分钟。

佩戴合适的踝足矫形器

踝足矫形器又称小腿矫形器。是由小腿到足底的结构，能对踝关节运动起到控制作用。主要包括以下作用：① 使踝关节维持90°的功能位，避免发生跟腱挛缩；② 较长时间地牵拉肌腱，避免发生小腿后侧肌肉挛缩；③ 帮助患者小腿以下无力的肌肉发挥作用，恢复踝关节的运动功能。

在病情允许的情况下，患者可以逐步开始步行训练。早期训练时，建议患者拄拐步行，伤腿逐渐增加负重，每次10分钟，早、晚各1次。若下肢肌肉不出现酸痛感、疲劳感，患者可逐渐延长步行的时长及增加次数，否则就要缩短步行时长及减少次数。步行结束后，患者要抬高患腿，以促进血液循环。

促进患腿的活动能力恢复

(1) 患侧小腿按摩： 若患者没有下肢静脉血栓，骨折固定牢靠，可对患侧小腿及足部进行按摩、揉捏，手法要轻柔。每次15～20分钟，每日2次。按摩方向由足底向小腿，以促进血液回流，或由小腿向足底按摩，以促进无力肌肉的恢复及预防肌肉萎缩。

(2) 足趾被动活动： 患者仰卧位，陪护者坐于患者外侧。陪护者一手固定足趾的近端，限制关节的代偿活动，另一手握住足趾的远端进行各方向的被动活动，使各足趾关节得到充分活动。每次15分钟，早、中、晚各1次。活动力度不宜过大，如患者病情允许，可适当增加或减少被动活动的次数，延长或缩短活动时间。

(3) 踝关节的牵伸： 进行踝关节牵伸的主要目的是预防跟腱和小腿后侧肌肉挛缩。牵伸开始前，家属可先对患者小腿及踝关节周围组织进行按摩，时长约10分钟，这可以有效地松解粘连、提高牵伸效果。牵伸结束后10分钟内进行局部冰敷，用毛巾包裹冰袋后放置于小腿及踝关节周围，持续冰敷10～15分钟。

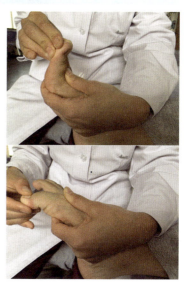

足趾被动活动

(4) 踝关节周围肌群的力量训练： 促进患侧踝部肌肉力量恢复，提高踝关节活动能力，增大活动范围。

股骨干骨折行骨牵引家庭康复怎么做

适当的肢体活动

(1) 患侧肢体的主动活动： 包括股四头肌等长收缩、踝关节屈伸及足趾活动。① 股四头肌等长收缩，即不产生髋关节、膝关节及踝关节的活动，进行大腿前侧肌肉的绷紧及放松交替训练，每10秒交替1次，上午、下午每次可各练习500次。② 踝关节屈伸及足趾活动：患者主动进行关节全范围活动，每次10分钟，早、中、晚各1次。

(2) 髌骨被动活动： 陪护者辅助患者进行髌骨被动活动。活动力度要轻柔，按上、下、左、右方向，尽量充分地进行各个方向的被动活动。每日活动次数以不引起患者疼痛、不适为佳。

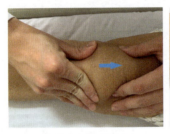

髌骨向上被动活动
（蓝色箭头为髌骨运动方向）

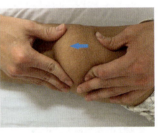

髌骨向下被动活动
（蓝色箭头为髌骨运动方向）

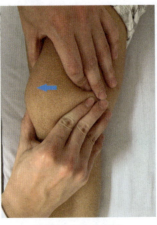

髌骨向左被动活动
（蓝色箭头为髌骨运动方向）

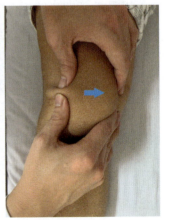

髌骨向右被动活动
（蓝色箭头为髌骨运动方向）

饮食管理

患者长期卧床导致胃肠蠕动减慢，这时不提倡对患者进行"以形补形""高蛋白、高脂肪"的饮食。比如说每天一碗大骨头汤，这会增加患者的胃肠负担。提倡控制盐分，避免摄入高盐食物，要保证充足的水果和蔬菜。要给予患者合理的营养搭配。

牵引针针眼处的皮肤消毒

合理使用消毒剂，掌握正确的消毒方法，避免牵引针的针眼处发生感染。针眼处感染若未及时处理，会引起骨髓炎以及深部组织的化脓性感染。

（1）选择适当的消毒剂： 目前常用的消毒剂有75%的酒精、碘附以及安尔碘等。

（2）消毒方式及频率： 以针眼为中心，由内向外旋转式消毒，消毒直径在5厘米以上，早、晚各1次。

（3）观察针眼处皮肤： 在正常情况下，针眼处皮肤干燥，无红肿及脓性分泌物。针眼处可能感染时，局部有红肿、灼热感，有时会有分泌物，或伴发热。怀疑感染时，应及时咨询医护人员，不要私自使用抗生素。

做好骨牵引的一般观察

（1） 陪护者应每日观察患者足背动脉是否搏动、脚趾能不能正常活动、有没有异常的感觉，双侧小腿皮肤温度是否相同，目的是为了避免遗漏神经及血管损伤。

（2） 每日测量双侧下肢的长度，观察患侧下肢长度与健侧相比是否短缩或变长。

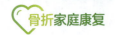

(3) 骨牵引过程中应注意观察牵引针是否松动、滑脱,如果牵引弓滑向一侧并压迫皮肤,此时先不要着急调整牵引的位置,要及时向医护人员咨询,进行规范化诊疗。

(4) 按医嘱定期拍片复查。

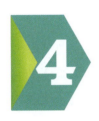 膝关节骨折

膝关节骨折主要包括股骨髁骨折、髌骨骨折及胫骨平台骨折等。膝关节骨折后,机体长时间处于相对休息的状态,机体内分泌代谢及运动模式会发生一些变化。这些变化可能会引起多种并发症(如体重增加、压疮及骨质疏松等)和运动功能障碍(如膝关节活动障碍、稳定性降低及腿部肌肉的萎缩等)。

髌骨骨折内固定术后的家庭康复有哪些

家庭康复的3个分期

(1) 第1期(术后1~4周):控制疼痛、减轻肿胀,被动膝关节活动角度为0°~90°,促进大腿前侧肌肉(主要是股四头肌)和大腿后侧肌肉(主要是腘绳肌)的收缩。

(2) 第二期(术后5~8周): 继续上阶段的运动锻炼,加强下肢训练强度,巩固膝关节活动范围。

(3) 第三期(术后9~12周): 尽量帮助患者实现独立的日常生活活动,增强下肢的耐力及协调性。

膝关节骨折合并半月板损伤怎样进行家庭康复

(1) 未受累的下肢活动: 健侧肢体可以进行踝、足趾的主动屈伸活动,充分活动每一个关节,每日可活动数次,以不引起肌肉酸痛及疲劳感为宜。

(2) 患肢的运动训练:

1)大腿肌肉的等长收缩:膝关节伸直固定,用力收缩股四头肌或腘绳肌10秒,然后放松10秒。初始训练时,早、晚各练习300~500次,逐渐增加训练次数。

2)踝关节伸屈活动:患者主动进行患肢的踝关节屈伸活动。初始训练时,早、中、晚各练习30~50次,后期根据情况可继续增加活动次数。

3)直抬腿训练:患者仰卧位,患侧膝关节伸直,踝关节保持中立位,抬离床面,抬高至足跟离床约15厘米处维持10秒,然后缓慢放下。早、中、晚各练习20次,患者出现肌肉疲劳及酸痛时,要及时停止训练,并于下次训练时减少练习次数。后期根据患者情况,可逐步增加抬离床面的高度以及维持时间。

4)膝关节的屈伸活动:提倡在患者疼痛能耐受的情况下或者无痛范围内,及早开始膝关节的被动及主动活动。

5）锻炼后对局部进行冰敷：用毛巾包裹冰袋冷敷，每次10~15分钟，并观察膝关节是否疼痛不适。夜间将患肢垫高，促进血液回流。

6）锻炼后对患肢按摩：按摩大腿四周及小腿后侧肌肉，每日1次，每次30分钟，按压的力度以患者能耐受为宜。

胫骨平台骨折多久可以负重

胫骨平台骨折为关节内骨折，骨折涉及膝关节的关节面，严重者还可能合并半月板及关节韧带损伤，容易造成膝关节功能障碍。发生此类骨折时，应积极治疗，并主动进行康复训练，以最大限度地恢复膝关节的功能。

胫骨平台骨折为关节内骨折，常因组织粘连及挛缩造成膝关节活动度严重障碍。大多数受损平台呈压缩塌陷，关节不稳，复位后容易再次压缩，故只有在骨折愈合较好时才可开始负重。

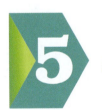

5 小腿骨折

小腿骨折多为直接暴力所致。其发生率相当高，占人体骨折的10%~13.7%，且多数为开放性骨折，并发症多，其中以胫腓骨双骨折最为多见，其次为胫骨干骨折，而单独腓骨骨折最少见。

Part 6 下肢骨折的家庭康复

胫骨骨折不愈合如何进行家庭康复

胫骨骨折康复治疗的目的是促进骨折愈合，恢复胫骨负重功能。在维持骨折端固定的前提下，应尽早进行功能锻炼，防止肌肉萎缩、肌腱挛缩、骨质疏松、关节僵硬。康复训练必须根据功能评估制订合适的方案，避免由于康复动作不规范或不及时造成骨折延迟愈合、不愈合、功能障碍等。

腓骨骨折后的家庭康复

腓骨骨折康复治疗的目的是促进骨折愈合，恢复小腿的正常运动功能。在维持骨折端稳定的前提下，早期、持续进行功能锻炼是普遍的共识。功能锻炼应选取对骨折愈合有促进作用的活动方式，要注意臀肌、股四头肌、腘绳肌、腓肠肌的肌力改善和保持膝关节、踝关节及足趾关节的活动度。

双拐三点行走训练

整个康复过程与胫骨骨折康复相似，可参考胫骨骨折康复治疗方案。

腓骨不是主要的负重关节，负重训练较胫骨骨折提前，在第4周以后，借助双拐，在患肢不负重的情况下，进行三点行走训练；单纯横断性骨折可逐渐进行双拐站立等肢体负重练习。值得注意的是，关节活动时要托住骨折部位，缓慢进行，活动以稍过痛点为宜，并保持30秒以上，而后根据情况逐渐增加活动范围。不稳定骨折应根据骨折愈合情况做负重练习。同时，加强全身支持疗法和其他肢体的活动。随着骨折的愈合，将三点步过渡到两点步，再过渡到四点步，直至最后弃拐。

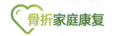

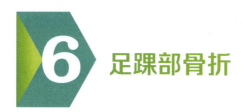

足踝部骨折

什么是踝关节骨折

踝关节骨折比较常见。治疗不及时或者治疗方法不恰当，都会对踝部灵活性和稳定性产生一定的影响，严重者甚至会导致创伤性关节炎，导致踝关节疼痛、肿胀、活动受限，站立、行走、跑步功能受到影响，下蹲困难。

踝关节骨折后肿胀该怎么办

肢体肿胀的常规治疗方法是局部间断冰敷、抬高患肢、卧床休息、口服止痛药、石膏固定等。

早期的肿痛处理

根据急性踝关节损伤的POLICE原则，在踝关节损伤的早期可以做患肢保护（protect）、适当负重（optimal Loading）、冰敷（ice）、加压包扎（compression）和抬高患肢（elevation）处理。

(1) 用绷带或护踝支具固定，保护受伤的患肢，避免二次损伤。

(2) 在受伤后的1~2天建议休息制动。于第3天，在肿胀不明显的情况下，可以在护踝的保护下适当负重行走，并开始康复锻炼。

(3) 48小时内可以进行冰敷。

Part 6 下肢骨折的家庭康复

(4) 使用弹性绷带包裹受伤的踝关节，适当加压以减轻肿胀。

(5) 平躺休息时抬高患肢至高于心脏水平10~20厘米。

中晚期的肿痛处理

很多踝关节骨折，在2~4周后，还会疼痛。目前，临床上治疗方法主要有药物治疗和理疗。

踝关节骨折后多久可以跑步

踝关节骨折后怎样进行康复训练

在骨折8~12周后，骨折部位已经基本愈合，但肢体功能未完全恢复。此期，应强调运动和功能的最大限度恢复。在不影响骨折的前提下，应尽量恢复患者各项日常生活动作，使患者早日重返社会。此期，应该以日常生活活动能力训练及运动训练、作业训练为主，促进关节活动和肌力的充分恢复。

踝关节骨折后多久可以跑步

与行走相比，跑步时身体下肢所承受的压力是身体重量的4倍左右，因此踝关节骨折后患者跑步时，对踝关节骨性和软组织的愈合要求更高。

正常情况下，骨折完全愈合，至少需要2个月的时间。此时，骨折处的疼痛基本消失，局部按压也并不疼痛，肿胀基本消失。但是，骨折处的疼痛基本消失并不意味着骨折完全愈合，有时候，即使骨折不愈合但局部的肿胀和疼痛也会消失。因此，我们还要通过拍片来观察骨痂生长的情况，要达到骨折临床愈合的标准，才可以考虑进行跑步运动。

Part 7 骨折家庭康复综合指导

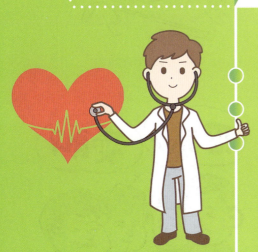

1. 安全营养要记牢
2. 伤口护理需强调
3. 融入社会是目标

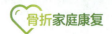

1 安全营养要记牢

日常生活中需要注意的安全问题

跌倒

骨折患者，尤其是脊柱及下肢骨折患者容易跌倒，跌倒后可能导致再次骨折、脑外伤及软组织损伤等，严重者可导致死亡。

烫伤

骨折后很多人都有使用温水泡脚或泡手的习惯，但合并神经损伤时，患者对冷热温度觉的感知能力下降，容易发生烫伤。此类患者烫伤后，损伤部位不容易愈合，轻者延误康复治疗，重者可能导致局部感染、全身感染，甚至危及生命。因此，应把烫伤的预防放在重要的位置，平时洗手洗脚前，可用水温计测量水温，一般水温以38℃~43℃为宜，不能超过47℃。没有水温计时，可以先用健侧肢体在温水中

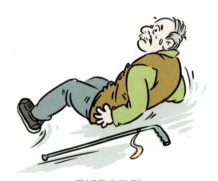

骨折患者跌倒

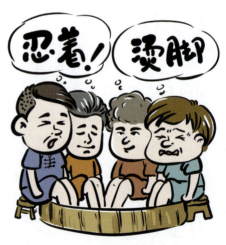

烫脚

感受1分钟以上，如果能够耐受，再把患侧肢体放在浴盆里；如果水温较高，则不能把患侧肢体放在浴盆里，否则容易发生烫伤。

直立性低血压

骨折患者，特别是早期需要长期卧床休息的脊柱及下肢骨折患者，在进行体位转移，如坐起、如厕时，经常会发生头晕、黑蒙、心跳加快等症状，这种现象通常是直立性低血压所导致的。为了减少这种现象的发生，在体位变换前，患者需要在床上靠坐一段时间，进行体位适应。如果出现不适的症状，可以让患者立即平卧，抬高双下肢，通常症状很快会缓解。

伤口感染

对于开放伤或手术后的患者，伤口护理非常重要。建议患者到正规医疗机构换药，一般1~3天更换一次敷料，更换时注意执行无菌操作。如果伤口出现化脓、红肿等感染迹象，应及时去医院就诊。

如何改造家居环境才有利于骨折患者康复

改造家居环境，消除危险因素，对骨折患者家庭康复至关重要。灯光昏暗、地毯过于松软、家具摆放不当、物品杂乱放置、座椅不稳、门槛太高、浴室和洗手间及厨房地面湿滑、缺少扶手、厕所内马桶较低或蹲便器太矮等因素均可能增加骨折患者跌倒的风险。具体该如何改造，才能有助于骨折患者家庭康复呢？

人文环境

营造和谐的家庭氛围，且患者在家中应注意避免在骨折未愈合期间与幼儿、宠物玩耍，避免跌倒。

穿着要求

下肢骨折的患者尽量避免穿过于宽大的衣服，特别是裤子，避免跌倒。

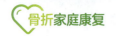

患者在家中应穿防滑鞋，尤其要注意的是，穿拖鞋容易发生跌倒，所以不建议骨折康复期患者穿拖鞋行走。

家庭环境的整体布局

空间面积

住宅的走廊、过道、出入口、厨房及卫生间应尽量确保能够通过助行器或轮椅，客厅和走廊的宽度应在1.5米及以上，过道及家具之间的宽度最好在0.8米及以上。厕所和卧室的面积应足够大，以方便患者活动及转身，并且为护理人员留有空间。

台阶的设置

住宅内应尽量减少垂直型落差设计，防止骨折患者因为踩空而摔倒，必要时可设置斜坡或采用小坡度的台阶。

扶手的配置

骨折患者在室内活动时要注意保持姿势的稳定，尤其是在门口、厕所及浴缸内及上下台阶的地方，应安装扶手，扶手高度为85厘米，扶手末端应向内拐到墙面或向下延伸10厘米，这样能够帮助患者避免摔倒或戳伤。

地面的设计

住宅的地面应保持平整，装修应该采用防滑（地板不要打蜡，卫生间使用防滑垫）、防划痕（方便使用轮椅）材料。另外，存在高度垂直差的位置应使用鲜艳的颜色加以区分，固定松掉的地毯，并清除地面障碍物（走道上的垃圾、玩具、植物等），门槛高度不应大于1.5厘米，当门槛高于4.0厘米时，则应修坡度为1/2的坡道，以避免患者踩空或绊倒。

门窗

应使用开闭方便的门窗，把手应该放置在患者能够触及的高度，选择方便抓握的形状；自动门宽度为1.0米，其他门宽度不小于0.8米，确保浴室、厕所及卧室的门窗能够从外部打开，避免患者摔倒后无法施救。

Part 7 骨折家庭康复综合指导

其他设备

患者活动的空间应安装充足的照明设备（如洗手间、厨房、卧室），并安装床头灯；建议在厕所、浴室安装能向外呼救的紧急报警装置，电器的开关和插座的位置设置在合理的高度，避免地面上有散乱的电线（易绊倒患者），通往厕所的过道安装脚灯，在床头及门口各安装一个卧室灯开关等；坐便器高度应与标准轮椅高度一致（0.45米），坐便器两侧需设置0.70米的水平抓杆，坐便器的里侧需安装垂直安全抓杆，高度为1.40米；浴盆高度为0.45米，便于轮椅转移；浴盆上安装活动座板；若淋浴，则淋浴椅高度要与轮椅高度一致。

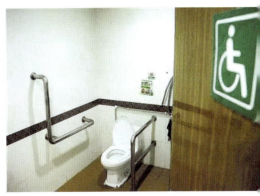

坐便器周围环境改造

物品的收纳

患者经常使用的物品要放在方便拿取的位置，物品应摆放整齐，不宜堆放在患者的活动区域。凳椅要有扶手与椅背，以方便患者起身；对于下肢骨折的患者，太软或太低的沙发都不适合。家具边缘要加防护垫，防止老年人碰撞到突出的硬角或尖锐的边缘。

骨折后如何补充营养

骨折后，患者机体代谢升高，能量消耗增多，蛋白质分解和氮丢失增加，由尿丢失的铁、钾、锌等物质增加，而创伤的愈合是一个必须有蛋白质、不饱和脂肪酸、碳水化合物、铁、锌、钙及多种维生素等参与的复杂过程。因此，营养补充对骨折患者尤为重要。

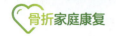

不同时期的营养需求

骨折早期

患者由于疼痛、失血等，水盐丢失增加，受伤部位瘀血肿胀，根据患者的情况应给予清淡易消化的高维生素、高铁、低脂半流食或流质饮食，增加水和盐的摄入，如蔬菜汁、果汁、蛋类、豆制品、鱼汤、瘦肉等，并补充高钙奶；忌食辛辣、油腻、难以消化的食物，每日5~6餐。

骨折中期

饮食上由清淡转为适当的高营养补充，以满足骨痂生长的需要，可在初期的食谱上适当增加富含维生素A、D，钙及蛋白质的食物。

骨折后期

饮食上可以解除禁忌，根据患者情况给予高蛋白、高维生素及富含钙、锌、铜的食物，提倡膳食平衡，供给多品种食物，以利于骨折修复和机体消耗的补充，如瘦肉、蛋、奶类、鱼类、豆制品、新鲜蔬菜和水果、蜂蜜、肉皮等。但由于患者经历了创伤或手术打击，长时间卧床，运动减少，原先的生活节律被打乱，往往食欲会稍差，特别是老年患者、体质较弱或心理承受能力差的人更容易发生食欲减退的情况，除给予心理疏导外，还要在饮食上多下功夫，做到营养丰富，色、香、味俱佳，这样能刺激患者食欲，以满足机体的全面需求。

骨折后需要的主要营养成分

蛋白质

中国营养学会推荐成人蛋白质的摄入量为男性每天65克，女性每天55克。动物性蛋白质质量好、利用率高，但富含饱和脂肪酸和胆固醇，而植物性蛋白利用率低。因此，应注意蛋白质互补，适当进行搭配是非常重要的。蛋白质含量丰富的食物有海产品、鱼类、肉类、蛋、豆制品、奶类等。

几种常见食物中的蛋白质含量

食物	生物价	蛋白质净利用率	蛋白质功效比值	氨基酸评分
全鸡蛋	94	84	3.92	1.06
全牛奶	87	82	3.09	0.98
鱼	83	81	4.55	1.00
牛肉	74	73	2.30	1.00
大豆	73	66	2.32	0.63
精制面粉	52	51	0.60	0.34
大米	63	63	2.16	0.59
土豆	67	60	—	0.48

维生素A

我国成人维生素A推荐摄入量为：男性为每天800总活性当量，女性为每天700总活性当量。β-胡萝卜素是维生素A的安全来源。维生素A的良好来源是各种动物肝脏、鱼肝油、鱼卵、全奶、奶油、禽蛋等；植物性食物只有类胡萝卜素，类胡萝卜素主要存在于深绿色或红黄橙色的蔬菜和水果中，如西兰花、菠菜、苜蓿、空心菜、胡萝卜、芒果等。

铁

中国营养学会推荐成人膳食铁的推荐摄入量为：男性每天12毫克，女性每天20毫克。含铁量高的食物主要有黑木耳、动物的肝脏、动物血、海鲜、虾类、蔬菜等，以动物性食物吸收最好。

含铁较高的食物一览表（含铁量单位：毫克/100克）

食物	含铁量	食物	含铁量	食物	含铁量
黑木耳（干）	97.4	鸭血（白鸭）	30.5	羊血	18.3
紫菜（干）	54.9	河蚌	26.6	豆腐皮	13.9
蘑菇（干）	51.3	鸭肝	23.1	海参	13.2
芝麻酱	50.3	猪肝	22.6	虾米	11.0
蛏子	33.6	扁豆	19.2	荞麦（带皮）	10.1

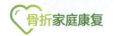

钙

2013年中国营养学会推荐成人钙的推荐摄入量为：每天800毫克。含钙高的食物有虾类、黑芝麻、苜蓿、海鲜类、黑木耳、酸枣仁、荠菜、海参、紫菜等。

含钙丰富的食物一览表（含钙量单位：毫克/100克）

食物	含钙量	食物	含钙量	食物	含钙量
虾皮	991	河虾	325	黑木耳	247
黑芝麻	780	河蚌	306	海带（湿）	241
苜蓿	713	泥鳅	299	雪里蕻	230
全脂牛乳粉	676	荠菜	294	苋菜	187
虾米	555	鲜海参	285	乌塌菜	186
红螺	539	花生仁	284	油菜薹	156
酸枣棘	435	紫菜	264	酸奶	118

锌

中国营养学会推荐成人膳食锌的推荐摄入量为：男性每天12.5毫克，女性每天7.5毫克。锌的来源较广泛，贝壳类海产品、红色肉类及其内脏均为锌的良好来源。蛋类、豆类、谷类胚芽、燕麦、花生等也富含锌。

富含锌的食物一览表（含锌量单位：毫克/100克）

食物	含锌量	食物	含锌量	食物	含锌量
生蚝	71.20	山核桃	12.59	墨鱼（干）	10.02
海蛎	47.05	鲜扇贝	11.69	火鸡腿	9.26
小麦胚粉	23.40	鱿鱼（干）	11.24	口蘑	9.04
脱水蕨菜	18.11	山羊肉（冻）	10.42	松子	9.02
蛏干	13.63	螺蛳	10.27	蚌肉	8.50

铜

中国营养学会推荐成人铜的推荐摄入量为：每天0.8毫克。铜广泛存在于各种食物中，贝类食物中铜含量较高，如海蛎、生蚝。动物肝脏、肾脏、坚果类、豆类等食物中铜含量也较高。

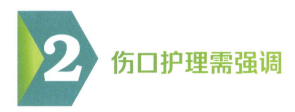

伤口护理需强调

没有拆线的手术切口如何进行家庭护理

回家期间，对于未拆线的伤口来说，最重要的是保持伤口清洁干燥。进行个人卫生清洁时要避开伤口，尽量不要弄湿或弄脏伤口。弄湿或者弄脏伤口后应立即进行清理，涂上碘附消毒液，换干净的敷料，并及时到医院就诊。如果伤口有少量渗出物，可以到就近的社区卫生服务中心或医院换药。如果敷料完全干燥，一般建议隔天换一次，直到拆线为止。另外，注意不要碰撞、挤压或摩擦伤口及其周围皮肤。

最后，到了预定的拆线时间，前往医院拆线就可以了。需要特别提醒的是，在这段时间内如果出现明显疼痛加重、明显红肿、伤口裂开、伤口流脓等任何异常情况时，还是要尽快联系自己的主治医生进行检查和处理。

如何锻炼才能避免伤口裂开

有些患者在手术后，常常因为害怕伤口裂开而不敢活动；也有一些患者会非常积极地在网上搜索资料，自行开始训练，而后疼痛加重又不敢动了；还有一些患者，在出院后，按照医护人员指导的方案运动，在运动过程中发现疼痛加重了，下一步是动还是不动，感到选择困难。

一般来说，术后早期锻炼只要做到以下几个方面，既可保护伤口又能达到有效的功能恢复：①避免剧烈运动；②避免伤口及周围肌肉突然间发力；③伤口周围需用力时，注意给伤口处适当加压保护；④活动时关注伤口的疼痛程度，以无明显加重为宜；⑤主动活动从邻近的关节开始，逐渐扩大这些关节的活动范围；⑥如果伤口在关节部位，应遵医嘱从邻近关节开始练习，再进行手术关节处的肌肉收缩练习，循序渐进至少量的关节活动。出院前最好再次咨询医护人员，了解早期安全活动范围。比如，伤口在肘关节时，可以先开始活动肩部及手腕手指，再进行上臂肌肉的收缩练习，然后在疼痛不加重的前提下慢慢活动肘关节。

伤口在肘关节时的练习演示

一般早期康复的目的主要是缓解疼痛肿胀、促进伤口愈合、维持肌肉收缩、预防粘连以及维持心肺功能等。

所以在训练时，既要使伤口处的皮肤不发生移动，又要使皮下的肌肉适量用力。这里介绍一种康复治疗常用的训练方法——肌肉等长收缩，也称静力性收缩。肌肉等长收缩是指肌肉的总长度不发生变化，但肌肉从两头向中心方向进行收缩。这听起来很复杂，但如果我说每个人天生都会，信不信？举个例子，我用双手推墙，不管费多大劲始终推不倒墙，此时我全身一动不动，各个部位都没有发生位移的变化，但我身上的很多肌肉都在用力。这些用力的肌肉就是在做各自的"等长收缩"练习。所以，根据这个原理，我们可以设计针对各个肌肉的"等长收缩"训练，这样做既可以预防肌肉萎缩，又不涉及伤口。当然，如果伤口周围的肌肉已

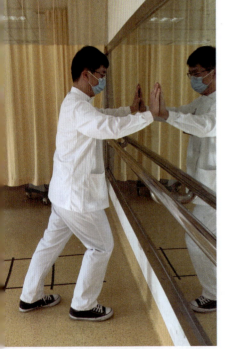

股四头肌等长收缩练习

经熟练"掌握"这一技巧，就可以尝试让手术的关节活动了。

另一种常见又管用的练习，我们称之为"泵"。上肢手术后可用"拳泵"，下肢手术后用"踝泵"。它的原理是让肌肉主动收缩，像"泵"一样刺激肢体远端的血液回流到心脏。这是一种常用的消肿练习方法，适用于大部分骨科术后患者，但假如存在血栓或相关风险则要慎用，尽可能咨询医生后再练习。

拳泵练习

踝泵练习

至于心肺维持的训练，我们可以让未受伤的肢体进行有氧训练。例如，上肢受伤时，可以进行正常的步行训练或功率自行车训练；而下肢受伤时，可以使用沙袋或哑铃让上肢进行负重训练。但是，提醒一下，具体的运动方案请以医护人员的建议为准，要循序渐进，千万不要运动过量。

伤口碰水了会感染吗

伤口碰水是否会引起感染，要看伤口的愈合程度和水质的清洁度。对于未拆线的早期伤口来说，遇水的确容易引起疼痛并发生感染。等一周后伤口结痂、疼痛逐渐减轻时，伤口碰水后的感染风险会降低很多，而且流水可以带走伤口局部的细菌，但水一定要清洁干净，比如无菌生理盐水。另外，需注意伤口见水后要尽快用干净的棉球擦干水分。总之，还是建议在痂皮完全脱落、皮肤完全长好之前不要碰不干净的水，比如自来水、雨水等。

另外，建议在家庭康复期间，准备2~3块无菌的敷料和医用胶带，万一在吃饭、喝水、洗澡时不小心弄湿了敷料，可以及时更换敷料，保持创面干燥。

最后强调一下，敷料一定要选用"无菌级"的哦！有些药店出售的敷料是没有经过消毒的，千万不要用于伤口换药，否则会增加感染的机会。

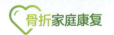

手术后什么时候拆线最合适

40岁的李先生,七天前刚做了髌骨骨折内固定术,医生查房时李先生急不可待地问医生:"什么时候可以拆线啊?"医生一脸诧异:"拆线,还早呢!10～14天后才能拆线。"患者又是失落,又是不解。不都是术后7天拆线吗?

的确,很多人认为一般是术后7天拆线。其实不同部位的拆线时间是不同的。

术后到底多长时间可以拆线呢?

一般来说,头面及颈部5～7天拆线;胸背部7～10天拆线;四肢10～12天拆线,靠近关节处通常需要14天才能拆线。

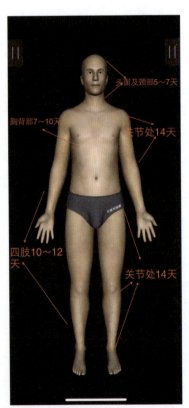

但同一患者的不同部位、不同患者的相同部位,其拆线时间并不是千篇一律的,还要根据伤口愈合的实际情况来决定。一般青少年可适当缩短拆线时间,但营养不良、高龄、糖尿病、严重贫血、消瘦或切口张力较大、软组织损伤较严重等情况的患者,可能需要适当延长拆线时间。有时,也可以采用间断拆线,分次完成。

既然不能过早拆线,那晚点拆线行吗?

如果拆线时间过晚,手术缝线作为异物留在组织内,会对机体产生刺激,不仅会影响伤口愈合,还可能引起伤口感染。甚至缝线会嵌入皮肤,形成铁轨式的瘢痕,类似于蜈蚣足一样,影响美观。所以,也不建议拆线时间过晚。

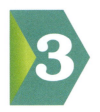

3 融入社会是目标

罗小姐今年23岁，是一名网络工程师，在1个月前因车祸导致右侧股骨中段骨折，在医院做了钢板内固定术，术后早期康复治疗介入。受伤以来，罗小姐对手术以及恢复情况倍感担心，闷闷不乐，担心骨折愈合不好、手术瘢痕增生、留下残疾等。好在手术团队医生和护士详细介绍了骨折和手术治疗的情况，以及术后的护理方案，并邀请康复科医生及时早期介入康复治疗。出院后罗小姐积极执行治疗师制订的家庭康复计划，并及时反馈康复情况。每天在朋友圈发表图文并茂的家庭康复日记，分享康复心得，她还建立微信群，和同期住院的病友互相鼓励；同时主动要求居家办公，力所能及地做一些单位领导分配的任务。术后1个月复查时，罗小姐已脱离轮椅，可用双拐脚尖踮地行走，断端有骨痂生长，功能恢复良好。手术医生说她康复得很好，罗小姐对未来充满了信心。

"复位、固定、康复治疗"是骨折治疗的基本步骤。近年来，因交通事故、意外伤害等导致的骨折发生率呈升高趋势，骨折呈现多样性、复杂性；骨折的治疗方法日新月异，康复医学措施的积极介入，最大限度地保留了骨的功能。所以在骨折的治疗过程中，全程康复治疗是保证疗效、恢复功能的重要一环。

家庭康复是全程康复的一部分，家庭康复实用、经济、难度小，患者能够主动地参与到治疗和康复的过程中，调动了患者的积极性和主动性。目前有证据表明，家庭康复可以让患者感受到家庭的温暖，保持情绪稳定，从而更加积极主动地参与康复训练，显著提高日常生活能力和生活质量，达到早日融入社会的目标。

患者在家庭康复的过程中，因疾病带来的生活、工作的不便，以及容貌、肢体外观的改变，可能会产生负面的情绪，当累积到一定程度，可能会影响患者的功能康复。我们应该重视患者在家庭康复期间的心理调适及瘢痕处理，帮助患者尽早回归社会。

骨折患者家庭康复时总是闷闷不乐该怎么办

人体各部位的骨折尤其是脊柱、骨盆、下肢骨折，愈合的时间一般需要3~4个月，在家庭康复期间，因医学知识的缺乏、疼痛、对骨折的恐惧、身体活动的减少，或者因病情需要卧床、生活状态的变化等的影响，患者往往很难接受身患伤病的现实，进而产生各种不良的情绪，此时家人与其沟通的方法稍有不慎，就会引起患者的情绪波动，患者甚至会出现抑郁、焦虑、忧愁、哭泣等各种表现，或者闷闷不乐。临床上，常常称之为"心理上的感冒"。

如何战胜"闷闷不乐"

树立信心

常言道："身体是革命的本钱"，没有健康的体魄，哪来幸福的生活。每一个人都应肩负起维护自身健康的责任。"闷闷不乐"是一种疾病，就像感冒一样，你没有能力创造或选择它，但是，你可以控制和利用它，把它转化为积极、正面的情绪，促进疾病的康复。因此，不要自责"为什

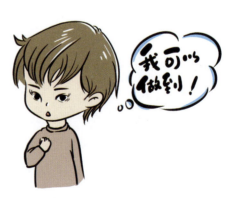

树立信心

么骨折的是我""我对不起家人"等，而要立刻告诉自己"我需要帮助了"，我要战胜"闷闷不乐"，我要有质量地生活。

加强对骨折的认知

骨折并不可怕，可怕的是对骨折知识的无知。骨折后，可以主动和医生联系，了解治疗过程，反馈家庭康复情况，按时复查是非常重要的；也可以认真阅读本书，对自己的骨折治疗情况有一个大致的认识，对家庭康复有一个总体计划；还可以参加一些微信、云端医疗等主办的网络学习活动，拓宽知识面，完善家庭康复计划。

坚持家庭康复运动训练

避免将自己关在阴暗处，多见阳光，坚持有计划地进行家庭康复运动。运动有助于促进能引起愉悦的5-羟色胺的分泌，能够改善我们的情绪。因此，除骨折部位外，身体的其他部分在整个康复期都应适当运动；骨折部位应在保证安全的前提下，有计划地活动。

家庭的支持与帮助

我们要重视家庭在康复中的积极作用，为患者争取更多的社会支持。家人是很好的倾诉对象，患者可以跟家人倾诉心中的抑郁。家人是世界上永远不会伤害你的人，他们会鼓励你，会尽他们最大的能力帮助你。

让家庭成员参与患者的康复指导与监督，可以增强患者的参与度。家人要善于揣摩患者的心理，察其颜，观其色，随机应变，用家庭的关爱，满足患者的情感需要和康复需求，帮助患者减轻痛苦，提高功能锻炼的积极性，促进骨折康复。

有规律地生活，合理膳食

有规律地生活，合理膳食，是促进骨折恢复的好帮手。骨折家庭康复期间，不要以"骨头断了，不能动"为理由，让自己随心所欲，变得越来越懒散。还是要按照平时的正常生活规律，按时作息。

与亲朋好友一起参加一些自己平常擅长的活动，能让自己有成就感，并逐渐恢复自信，对战胜"闷闷不乐"大有好处。在病情允许的情况下，可以

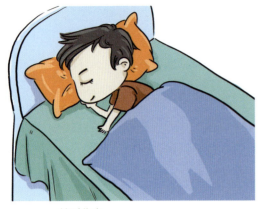
按时作息

积极参与一些娱乐和社交活动,丰富自己的生活内容,避免因为空虚而产生抑郁的情绪。也可以选择听一些音乐,轻音乐能化解烦恼,欢快、愉悦的音乐能陶冶情操,激扬的乐曲能振奋人心。还可以使用社交软件,加入一些病友群,分享自己的收获,学习他人的成功经验,也可以联络因工作繁忙而久未联系的亲友,互致问候。

合理膳食可以减轻"闷闷不乐"的情绪。饮食以高蛋白、高纤维、高热量为主,多进食富含色氨酸的食物,如海鲜、鱼肉、蛋类、奶制品、燕麦、香蕉、豆制品等,可与碳水化合物及蔬菜一起食用,有助于稳定情绪及色氨酸的消化、吸收和利用。富含饱和脂肪酸的食物,如汉堡、薯条等,容易导致行动缓慢、思考迟钝或者疲劳,应尽量避免食用。此外,饮用酒精、浓茶、可乐和咖啡等可能会影响睡眠,加重抑郁,也应当尽量避免。

最后,"借酒消愁"是不值得提倡的,因为这样做不仅会让患者心里更加抑郁和痛苦,还不利于骨折愈合!

开放性骨折出现瘢痕该怎么办

什么是瘢痕

瘢痕是皮肤损伤愈合过程中,胶原合成代谢功能失去正常的约束控制,持续处于亢进状态,以致胶原纤维过度增生的结果。表现为隆出正常皮肤、形状不一、色红质硬的良性肿块。

开放性骨折的骨折部位皮肤及软组织有较严重的损伤,导致骨折断端与外界相通,容易合并感染,瘢痕增生较一般骨折严重。

Part 7 骨折家庭康复综合指导

正确认识瘢痕

瘢痕其实是一种纤维结缔组织，能修复创伤，是机体修复创伤的必然产物。瘢痕组织能够填补创口缺损，保持组织器官完整性和坚固性。可见在机体修复的过程中，瘢痕还是有很大作用的。某些特定部位的瘢痕，或者出现瘢痕增生过度时，会对外形和功能产生一定的影响，这种情况就需要处理了。

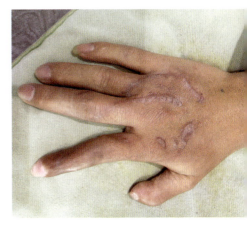

瘢痕外观

什么是增生性瘢痕

增生性瘢痕又称增殖性、肥厚性、肥大性、隆起性瘢痕。一般正常愈合后的瘢痕不会高出皮肤表面，所以这种瘢痕被称为正常瘢痕。如果伤口愈合过程中出现异常，创面愈合后，瘢痕仍继续生长，局部增厚，高出皮面，外形不规则，发红，质地坚韧，且局限于伤口范围内，这种瘢痕称为增生性瘢痕，它可能影响外观，限制关节活动，产生功能障碍。

居家怎样预防和治疗瘢痕增生

伤口处理要及时

瘢痕增生的影响因素很多，过程也很复杂，及时处理伤口是防止瘢痕增生的关键环节之一。及时有效地处理创面，可减少伤口的二次创伤和继发感染，促进伤口的早期愈合。患者在伤后应遵从医嘱，及时彻底清创，如有感染，则应规范使用抗生素；伤口有较大软组织缺损时，应听从医生意见，尽早采取适当的方法覆盖创面。

伤口痒痛不要挠

伤口在愈合过程中会感觉瘙痒，一般发生在受伤后2周左右，这是皮肤和组织再生引起的，是伤口愈合的表现。这时，要避免用手去抓挠，防止抓破伤口，导致感染，从而过度刺激皮肤组织，加重瘢痕组织增生。

压力治疗早开始

压力治疗能有效降低增生性瘢痕的高度，减少增生性瘢痕红斑，减轻患者的局部瘙痒感及疼痛的症状，是临床推荐的常用治疗方法之一。压力治疗要尽早开始，压力治疗器具如压力衣、弹力套等是目前公认的有效的治疗手段，用于超过14天的伤口，治疗时间通常在6个月以上。

按摩瘢痕处有疗效

按摩瘢痕处可改善色素沉着，增加瘢痕的柔韧性，降低瘢痕的高度，改善瘢痕的增生范围及外观，并且减轻瘢痕患者的瘙痒感和疼痛感；同时，按摩对于改善患者心理状态，减轻抑郁与焦虑等方面也有帮助。

有机硅类治疗产品可选用

有机硅类的治疗产品通常有两种：液体硅凝胶和片状硅凝胶膜。两者作用类似，均有助于改善瘢痕的外观、质地和患者的痛痒感。有研究表明，含有硅凝胶成分的敷料与压力治疗相结合可以降低瘢痕的厚度，明显减轻疼痛。目前市面上的有机硅类的治疗产品繁多，应遵医嘱选择，不可盲目选用。此类产品的不良反应主要是使用部位产生瘙痒感、皮肤发红等症状，其他不良反应包括刺激感、不适感、接触性皮炎、溃疡形成、白色物质沉积等，较严重的不良反应较少。停用或减

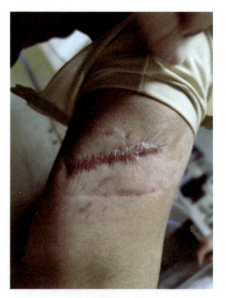

压力治疗瘢痕增生

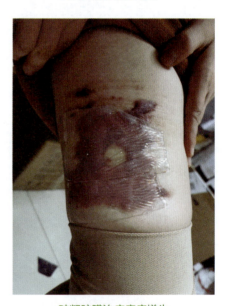

硅凝胶膜治疗瘢痕增生

Part 7 骨折家庭康复综合指导

少使用时间,以及注意个人卫生后多数不良反应可迅速缓解。

局部外用药物治疗遵医嘱

目前无特效祛疤的药物。常用的医用软膏和无水面霜,如薄荷软膏、外用抗组胺药和外用钙调磷酸酶抑制剂,可能在缓解瘢痕的瘙痒感和疼痛方面有作用,但在改善瘢痕的高度方面收效甚微。医生要根据实际情况,个性化用药。

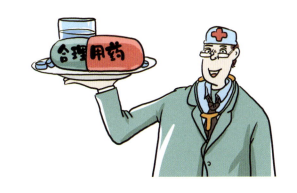

如何进行家庭康复才能尽快恢复社交和工作

骨折治疗的最终目的是让患者尽早、尽快、最大限度地恢复功能,回归工作和生活,融入社会。对于家庭康复的患者来说,如何尽快恢复工作回到社会中去呢?相信以下几点可以帮助您。

适应角色转变,保持良好的心态

适应角色转变,保持良好的心态对骨折康复起着重要的作用。当一个人患病或受伤后,身份从正常人转为需要被照料的患者,其心理和行为开始发生变化;较长时间的住院,患者已产生依赖医院、依赖医护人员的心理和习惯,出院后一时无法适应院外生活;居家期间患者要承受因骨折带来的躯体疼痛不适和精神上的压力,加上行动不便,非常容易出现焦虑、恐惧、抑郁等心理

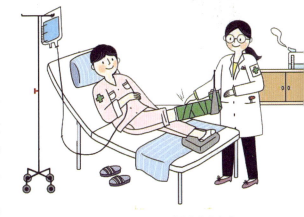

适应患者角色

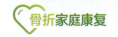

问题。这个时候患者要勇敢面对现实,做好心理调适,尽快适应患者角色,和医护人员、家人密切配合,树立战胜疾病的信心。

全面认识骨折,积极主动进行康复锻炼

知己知彼,百战不殆。要想尽快战胜骨折,恢复社交和工作,作为骨折患者,要对自己的病情和治疗过程有一个整体的了解,对出院后家庭康复有一个全面的计划。这些信息可以从接诊的医护人员处获得,并且阅读一些骨折相关的科普书籍可以加深印象,最终的家庭康复训练计划一定要在专业的医护人员的指导下进行,这样可以起到事半功倍的效果。复位、固定和康复治疗是现代医学治疗骨折的三个重要环节。在确保安全的前提下,早期积极主动的康复治疗能预防患肢肌肉萎缩、关节僵硬,促进局部血液循环,减轻肿胀,刺激骨折处骨痂生长,有利于骨折愈合。居家卧床期间可在医护人员的指导下,自行在床上进行无痛的肌肉收缩、放松等锻炼,主动或者被动地活动关节,并逐渐加大运动量。一旦条件允许,应尽可能早地在他人协助下或者独立完成如厕、步行、床椅转移、上下楼梯等动作,完成一些力所能及的家务劳动,并逐渐过渡到正常生活。

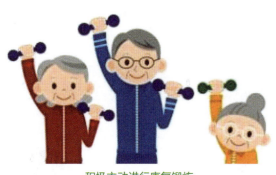

积极主动进行康复锻炼

规律作息,提高生活技能

规律作息是康复的保证,生活技能训练有助于患者更快回归社会。作为一名想早日康复的合格患者,应严格进行自我照顾、自我管理,并加强生活技能训练,如按时起床,搞好个人卫生,保持床铺整洁,准点吃饭,合理安排康复锻炼、娱乐和休息时间等,改变懒散少动和过分依赖家人的习惯。做家务时,应先从较简单的、安全的事情做起,逐步增加难度和数量。

Part 7 骨折家庭康复综合指导

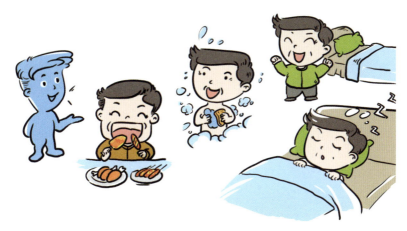

规律作息,提高生活技能

加强社交沟通,适当表现自己

骨折患者居家休养期间,紧张的生活节奏放缓,自由支配的时间多了起来,可以多陪陪家人;还在工作岗位的患者通过电话、视频等向亲友致以问候,感谢同事在自己居家期间分担自己的工作,及时向领导汇报自己的康复情况,期待早日回归工作岗位。也可居家办公,做一些力所能及的工作,分担同事和领导的压力。当然,也可以在家庭康复之余,培养新的兴趣和爱好,甚至通过自学掌握新的技能。

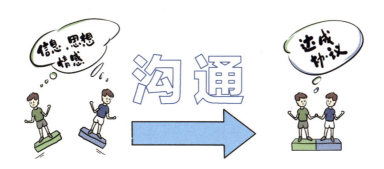

如果觉得个人有社交障碍,可以看一些有关社交技能的书籍或参加一些能提升社交技能的网络学习活动,逐渐地、自然地过渡到社会生活中去,尽早融入社会。

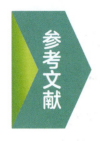

参考文献

[1] 陈孝平，汪建平，赵继宗. 外科学. 9版. 北京：人民卫生出版社，2018.

[2] 崔庆达，王海革，赵海军，等. 跨骺钢板固定一定周期取出：继续观察一段时间后骺板的生长抑制情况. 中国组织工程研究，2020, 24(03): 372-377.

[3] Jain V, Chari R, Maslovitz S, et al. Guidelines for the Management of a Pregnant Trauma Patient. J Obstet Gynaecol Can, 2015, 37(06): 553-571.

[4] 孔宪超，宋铁芳. 影像学检查在妊娠合并妇科肿瘤诊断中的应用. 中国实用妇科与产科杂志，2018, 34(10): 1098-1102.

[5] 鲁钊，张军，刘兆玉. 胎盘功能磁共振成像研究进展. 中国医学影像技术，2016, 32(09): 1457-1460.

[6] 李彦，严福华. 磁共振成像安全管理中国专家共识. 中华放射学杂志，2017, 51(10): 725-731.

[7] 肖华，宋治远. 心血管植入电子器械患者行磁共振检查的研究进展. 西南国防医药，2018, 28(07): 695-697.

[8] 唐佩福. 骨不连的问题与治疗策略. 中华肩肘外科电子杂志，2019, 07(01): 93.

[9] 吴航天，赵行琪，胡岩君，等. 骨折不愈合的诊断及治疗建议. 生物骨科材料与临床研究，2019, 16(04): 33-36.

[10] 邹志雁，尹梅娟，范彩荣，等. 多元化延续护理在老年骨折患者居家康

复中的应用. 中国临床护理，2019, 11(01): 62-65.

[11] 张长杰. 肌肉骨骼康复学. 2版. 北京：人民卫生出版社，2013.

[12] 刘永梅. 康复训练对髌骨骨折内固定术后膝关节功能恢复的影响. 影像研究与医学应用，2017, 01(14): 168-170.

[13] 余浩，张锦明. 下肢骨折术后早期负重训练的研究进展. 医学综述，2019, 25(10): 2006-2010.

[14] 田薇，吴明珑. 体位适应性训练对髋关节置换术后体位性低血压的护理干预研究. 骨科，2019, 10(04): 344-347.

[15] 毛引弟，邢坤. 体位性低血压的危险因素及发病机制研究进展. 中国心血管杂志，2019, 24(06): 587-589.

[16] 王亚辉，郝淑芹，赵保礼，等. 腹针加艾灸联合地黄饮子治疗帕金森病体位性低血压的疗效观察. 时珍国医国药，2019, 30(06): 1410-1411.

[17] 李晓强，张福先，王深明. 深静脉血栓形成的诊断和治疗指南. 3版. 中华普通外科杂志，2017, 32(09): 807-812.

[18] 余召军，周为民. 下肢静脉曲张的鉴别诊断和治疗. 血管与腔内血管外科杂志，2016, 02(01): 71-76、81.

[19] 徐玉红. 踝泵运动在预防深静脉血栓形成中的应用价值. 当代医药论丛，2019, 17(12): 55-57.

[20] 崔红霞，梅昌贵. 踝泵运动健康教育对下肢骨折患者康复锻炼依从性及深静脉血栓（DVT）发生的影响. 吉林医学，2019, 40(12): 2910-2911.

[21] 王娟，范磊，孙小平，等. 康复训练对骨科术后深静脉血栓的预防作用. 检验医学与临床，2016, 13(17): 2432-2433、2436.

[22] 李鸾，罗宗键. 康复训练对髋关节置换术后深静脉血栓形成的影响. 中国医药指南，2016, 14(18): 123-124.

[23] 许蕊，刘娟，罗冰清，等. 居家功能指导在80岁以上股骨颈骨折行髋关节置换术后患者中的应用. 齐鲁护理杂志，2020, 26(06): 97-100.

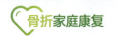

[24] 王燕，陈莺，姜海涛，等．冷疗联合踝泵运动对胫腓骨骨折患者早期康复的影响．浙江医学教育，2017, 16(01): 27-29.

[25] 王刚，刘宏建，李振伟，等．股骨粗隆间骨折老年患者PFNA内固定术后渐进抗阻运动训练的康复效果．郑州大学学报：医学版，2019, 54(04): 615-618.

[26] 周红，崔新会．膝关节损伤术后早期康复训练对其恢复的促进作用．海南医学，2020, 31(01): 92-95.

[27] 黄明，汪国栋，刘曦明．四肢骨折术后的康复治疗．创伤外科杂志，2019, 21(09): 718-721.

[28] 褚万立，郝岱峰．美国国家压疮咨询委员会2016年压力性损伤的定义和分期解读．中华损伤与修复杂志：电子版，2018, 13(01): 64-68.

[29] 金玉娟，李惠玲．神经外科卧床患者深静脉血栓形成风险评估与分析．中国实用护理杂志，2017, 33(01): 28-31.

[30] 王天琪，杨秋荣，陈黎敏．医用弹力袜预防下肢深静脉血栓的研究进展．现代中西医结合杂志，2017, 26(22): 2503-2506.

[31] 汪培涛，曹家俊，魏学忠，等．骨质疏松性椎体压缩骨折三种治疗方式的临床评价．中国骨与关节杂志，2020, 09(01): 57-64.

[32] 岳寿伟．脊柱康复．北京：人民卫生出版社，2019.

[33] 叶启彬，匡正达，陈扬，等．脊柱外科新进展．北京：中国协和医科大学出版社，2019.

[34] 任学文，段瑞峰，贾峰昌，等．下颈椎骨折脱位治疗方式选择．中国药物与临床，2018, 18(06): 995-997.

[35] 余成诚，郝定均．下颈椎关节脱位治疗进展．中华骨与关节外科杂志，2015, 08(03): 269-272.

[36] 曾德铭，赵胜男，龚菲，等．脊髓损伤住院患者神经源性膀胱管理现状及恢复情况分析．中国康复，2019, 34(12): 649-651.

[37] Sezer N, Akkuş S, Uğurlu FG. Chronic complications of spinal

cord injury. World J Orthop, 2015, 06(01): 24-33.

[38] Welk B, Schneider MP, Thavaseelan J, et al. Early urological care of patients with spinal cord injury. World J Urol, 2018, 36(10): 1537-1544.

[39] Nseyo U, Santiago-Lastra Y. Long-Term Complications of the Neurogenic Bladder. Urol Clin North Am, 2017, 44(03): 355-366.

[40] 苏雅拉其其格，李剑锋，张旭，等．综合康复治疗老年骨质疏松性胸腰段椎体压缩骨折．临床医药文献电子杂志，2019, 06(21): 53-54.

[41] 廖媚，桂裕昌，许建文，等．呼吸功能训练对颈髓损伤患者肺功能的影响．微创医学，2020, 15(01): 94-96.

[42] 张飞，鞠林林，郭家良，等．2010年至2011年中国东部和西部地区成人锁骨骨折的流行病学对比研究．中华创伤骨科杂志，2016, 18(07): 612-615.

[43] 蒋玮，祝晓忠．锁骨近端骨折治疗的研究进展．中国骨与关节杂志，2015, 04(02): 139-142.

[44] 李浪，陈龙，邢飞，等．手术与非手术治疗锁骨中段骨折的Meta分析．中国循证医学杂志，2018, 18(05): 489-497.

[45] 蔡金峰，肖玉周，陈笑天．肱骨干骨折的治疗进展．中国现代医药杂志，2019, 21(03): 101-105.

[46] 公茂琪，蒋协远．肘关节损伤三联征的治疗．中华骨科杂志，2018, 38(01): 60-64.

[47] 孙子洋，王飞燕，崔昊旻，等．开放性肘关节松解术治疗创伤后肘关节僵硬的现状与展望．中华创伤骨科杂志，2019, 21(08): 727-732.

[48] Sun C, Zhou XJ, Yao CL, et al. The timing of open surgical release of post-traumatic elbow stiffness: A systematic review. Medicine, 2017, 96(49): e9121.

[49] 张楠，何乐健．儿童骨化性肌炎临床病理观察．诊断病理学杂志，2017,

24(08): 586-590.

[50] Inagaki Y, Kashima TG, Hookway ES, et al. Dentine matrix protein 1 (DMP-1) is a marker of bone formation and mineralisation in soft tissue tumours. Virchows Arch, 2015, 466(04): 445-452.

[51] 刘兴华，蒋协远，公茂琪，等. 放射治疗对预防肘关节异位骨化切除术后的复发的必需性观察. 中国医刊，2016, 51(10): 61-64.

[52] Sun Y, Cai J, Li F, et al. The efficacy of celecoxib in preventing heterotopic ossification recurrence after open arthrolysis for post-traumatic elbow stiffness in adults. J Shoulder Elbow Surg, 2015, 24(11): 1735-1740.

[53] 司徒炫明，张培训. 前臂双骨干骨折的治疗综述. 实用骨科杂志，2016, 22(07): 619-622.

[54] 戴闽，帅浪. 骨科运动康复. 2版. 北京：人民卫生出版社，2016.

[55] 陈弘林，涂来勇，赵疆，等. 用于骨折延迟愈合和骨折不愈合的中药汤剂的用药规律研究. 中医正骨，2018, 30(12): 37-39, 46.

[56] 中国研究型医院学会冲击波医学专业委员会国际冲击波医学学会中国部. 骨肌疾病体外冲击波疗法中国专家共识：第2版. 中国医学前沿杂志：电子版，2017, 9(02): 25-33.

[57] 李培，张亮. 肌骨超声引导下应用冲击波联合PRP治疗骨不连初步探索. 医学与哲学：B, 2018, 39(09): 18-20.

[58] 戚晓阳，陈志达，吴进，等. 桡骨远端骨折治疗的研究进展. 山东医药，2017, 57(16): 99-102.

[59] 周谋望，王坤正. 骨科康复中国专家共识. 中华医学杂志，2018, 98(03): 164-170.

[60] 丁文龙，刘学政. 系统解剖学. 9版. 北京：人民卫生出版社，2018.

[61] 裴福兴，陈安民. 骨科学. 北京：人民卫生出版社，2016.

[62] 姚允萍，耿硕. 阶段性康复功能锻炼在股骨颈骨折行髋关节置换术后的应用. 中国医药导报，2016, 13(09): 112-115.

[63] 蔡斌，蔡永裕. 骨科术后康复：中译本. 3版，北京：人民卫生出版社，2017.

[64] 常文利，张英泽，陈伟. 胫骨中下段骨折不愈合原因的研究进展. 中国骨与关节杂志，2017, 06(09): 713-716.

[65] 张振，吕欣，段金辉. 第5跖骨近端骨折诊断和治疗的研究进展. 中国骨伤，2019, 32(01): 88-91.

[66] Devries JG, Taefi E, Bussewitz BW, et al. The fifth metatarsal base: anatomic evaluation regarding fracture mechanism and treatment algorithms. J Foot Ankle Surg, 2015, 54(01): 94-98.

[67] Streit A, Watson BC, Granata JD, et al. Effect on Clinical Outcome and Growth Factor Synthesis With Adjunctive Use of Pulsed Electromagnetic Fields for Fifth Metatarsal Nonunion Fracture: A Double-Blind Randomized Study. Foot Ankle Int, 2016, 37(09): 919-923.

[68] 郑洁皎. 老年人防跌倒居家康复指导. 北京：电子工业出版社，2019.

[69] 张亚辉，薛苏娟，雷敏，等. 个体化营养护理对骨盆骨折患者营养状况及预后的影响. 现代中西医结合杂志，2015, 24(16): 1804-1806.

[70] Marangoni F, Pellegrino L, Verduci E, et al. Cow's Milk Consumption and Health: A Health Professional's Guide. J Am Coll Nutr, 2019, 38(3): 197-208.

[71] 史元功. 钉合与缝合技术应用于骨科脊柱手术切口中的疗效比较. 影像研究与医学应用，2018, 02(18): 255-256.

[72] 那俊夫，杨鸰祥，武玉，等. 快速康复外科理念指导下肩关节镜治疗肩袖损伤疗效观察. 创伤与急危重病医学，2019, 07(05): 277-280.

[73] 杨宝峰，陈建国. 药理学. 9版，北京：人民卫生出版社，2018.

[74] 樊碧发，冯智英，傅志俭，等．慢性肌肉骨骼疼痛的药物治疗专家共识：2018．中国疼痛医学杂志，2018, 24(12): 881-887.

[75] 余斌，张英泽，唐佩福，等．中国骨折内固定术后感染诊断与治疗专家共识：2018版．中华创伤骨科杂志，2018, 20(11): 929-936.

[76] 王玉龙．康复功能评定学．3版，北京：人民卫生出版社，2018．

[77] 马林枭，鲍济洪，陈斌．瘢痕：评估、防治、早期干预方法的研究与进展．中国组织工程研究，2015, 19(20): 3253-3257.

[78] 孙长颢．营养与食品卫生学．8版，北京：人民卫生出版社，2017．